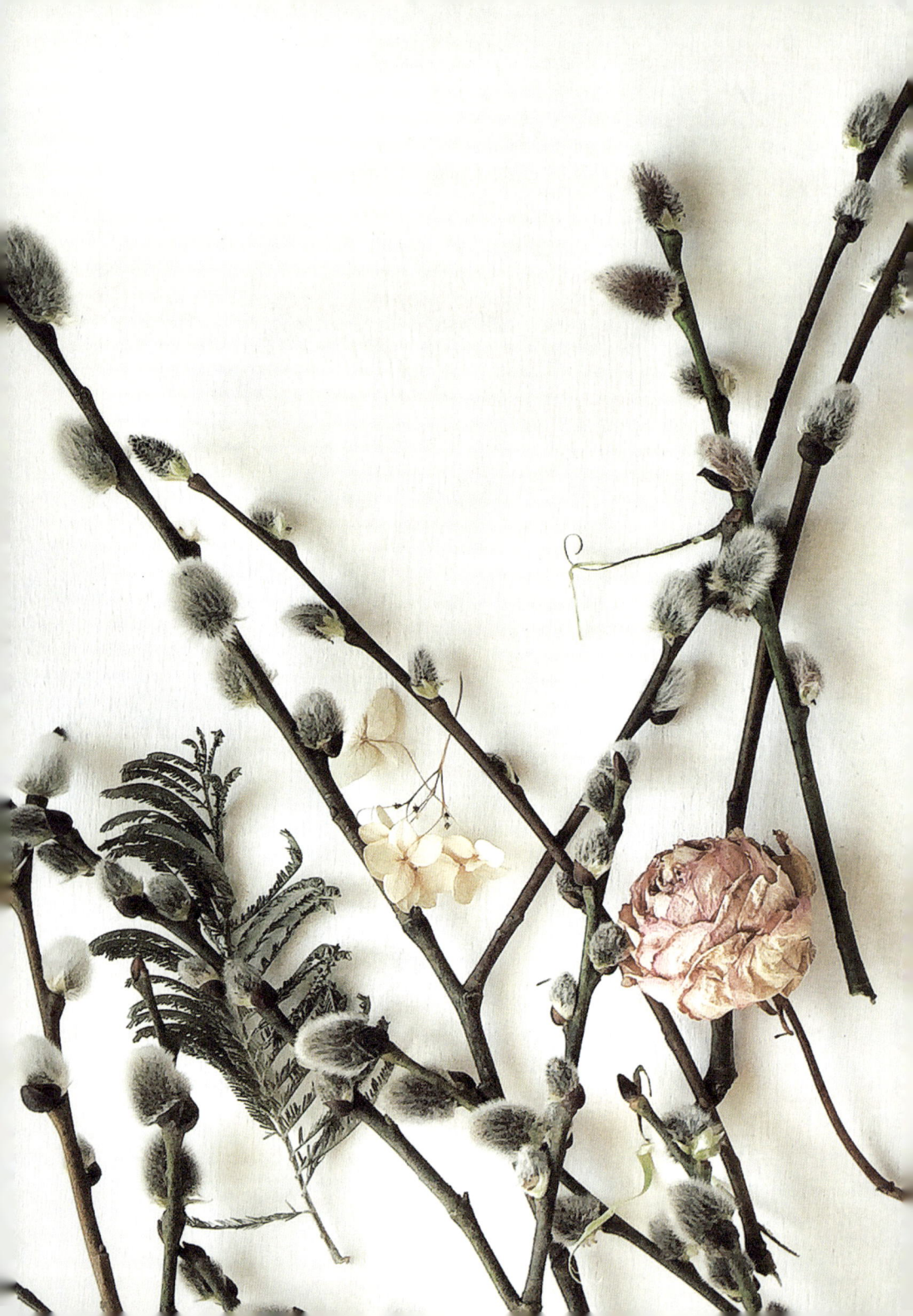

Beautiful for you!

이 책과 함께
몸과 마음이 모두 따뜻한
.... 님이길 바랍니다.

.... 드림

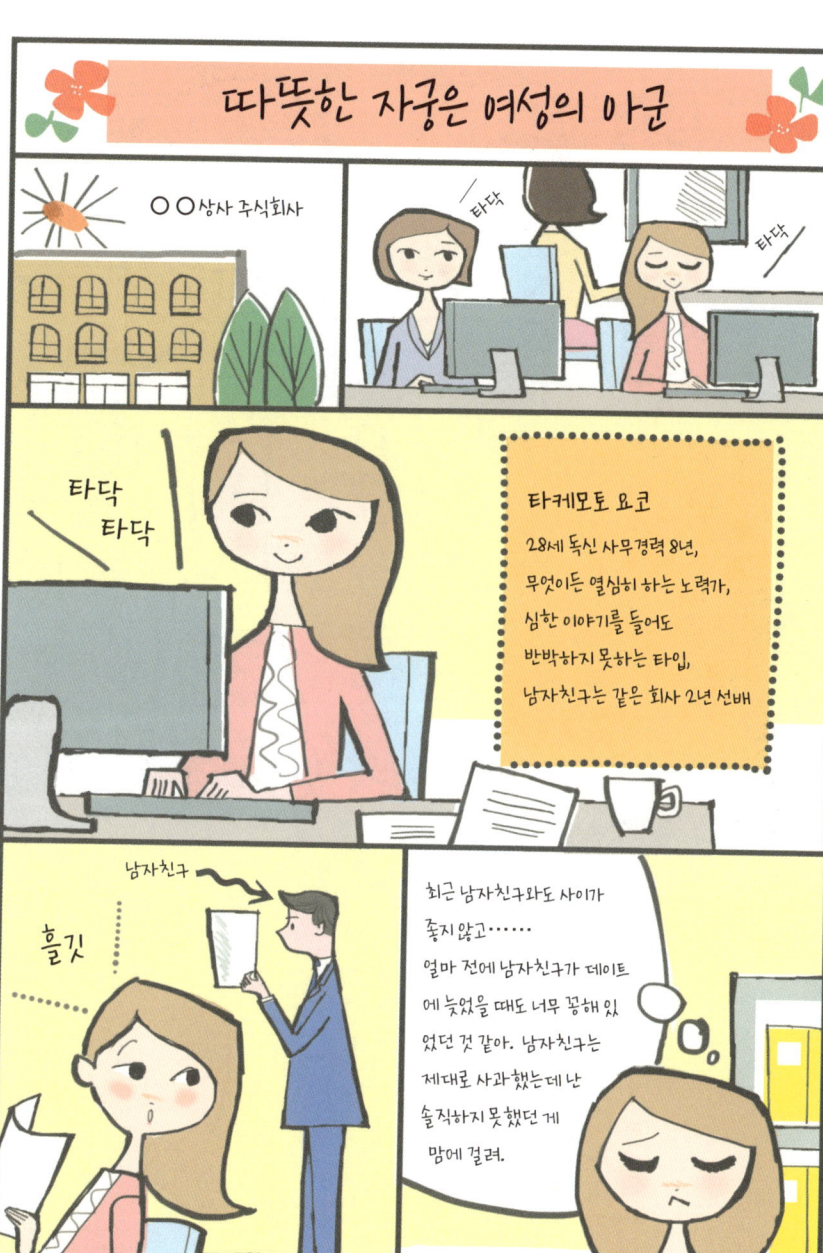

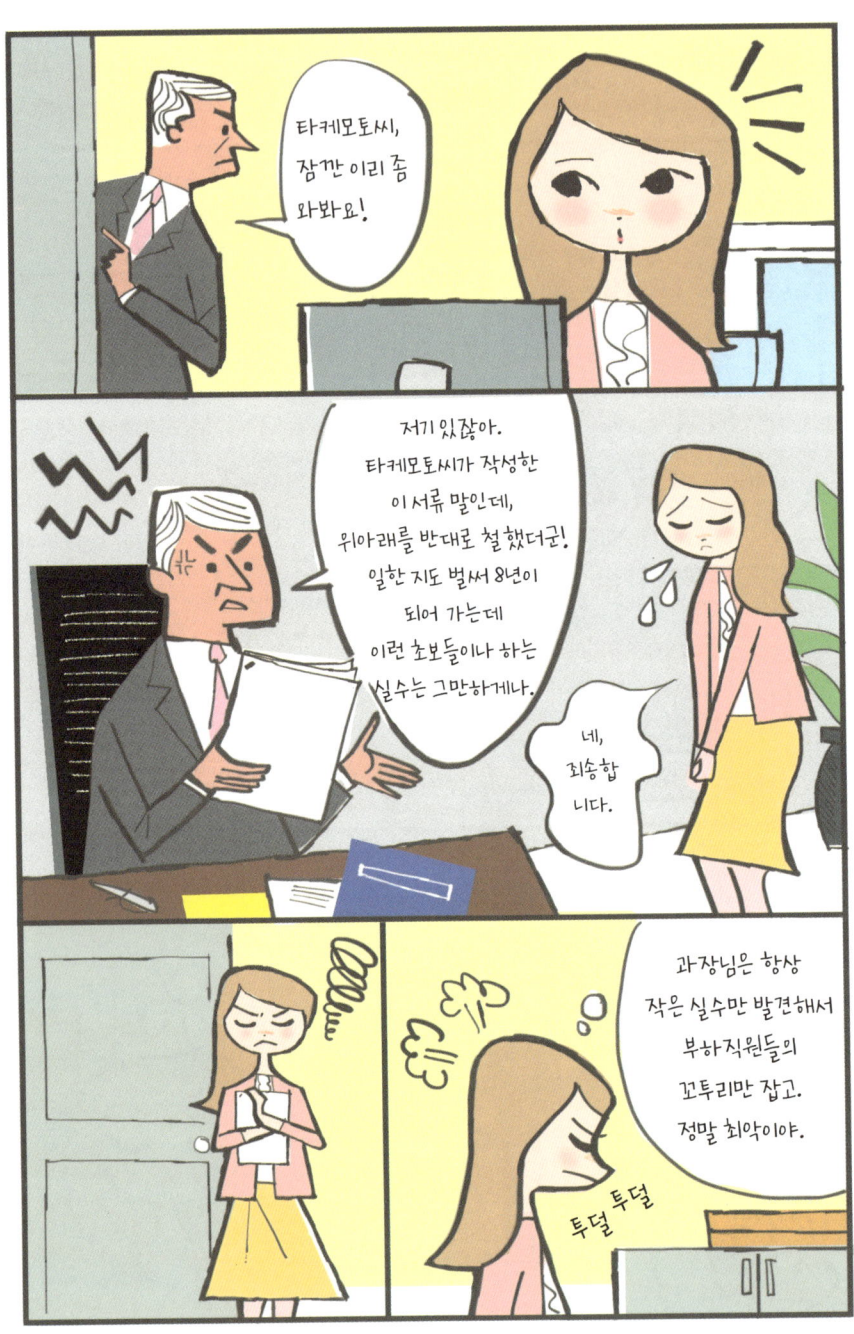

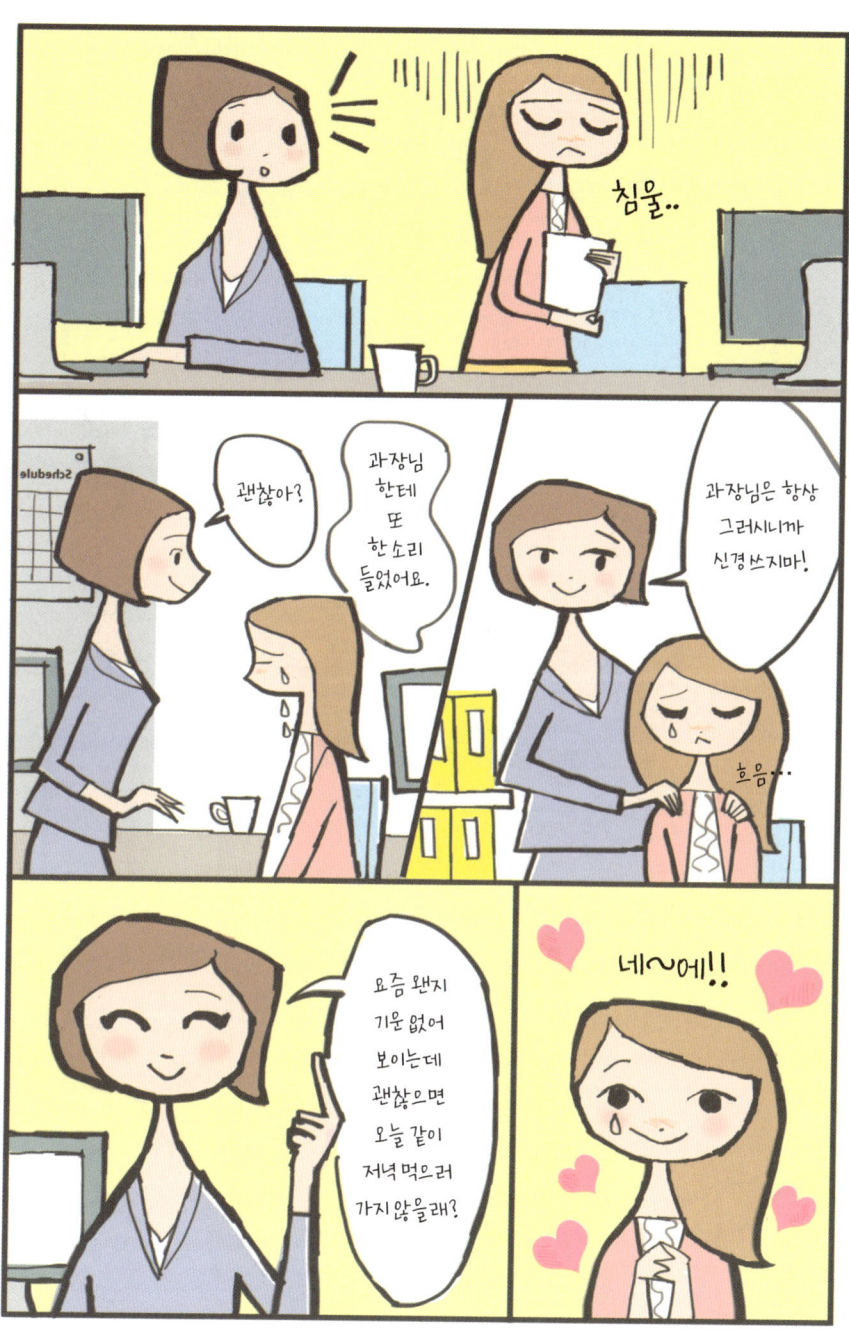

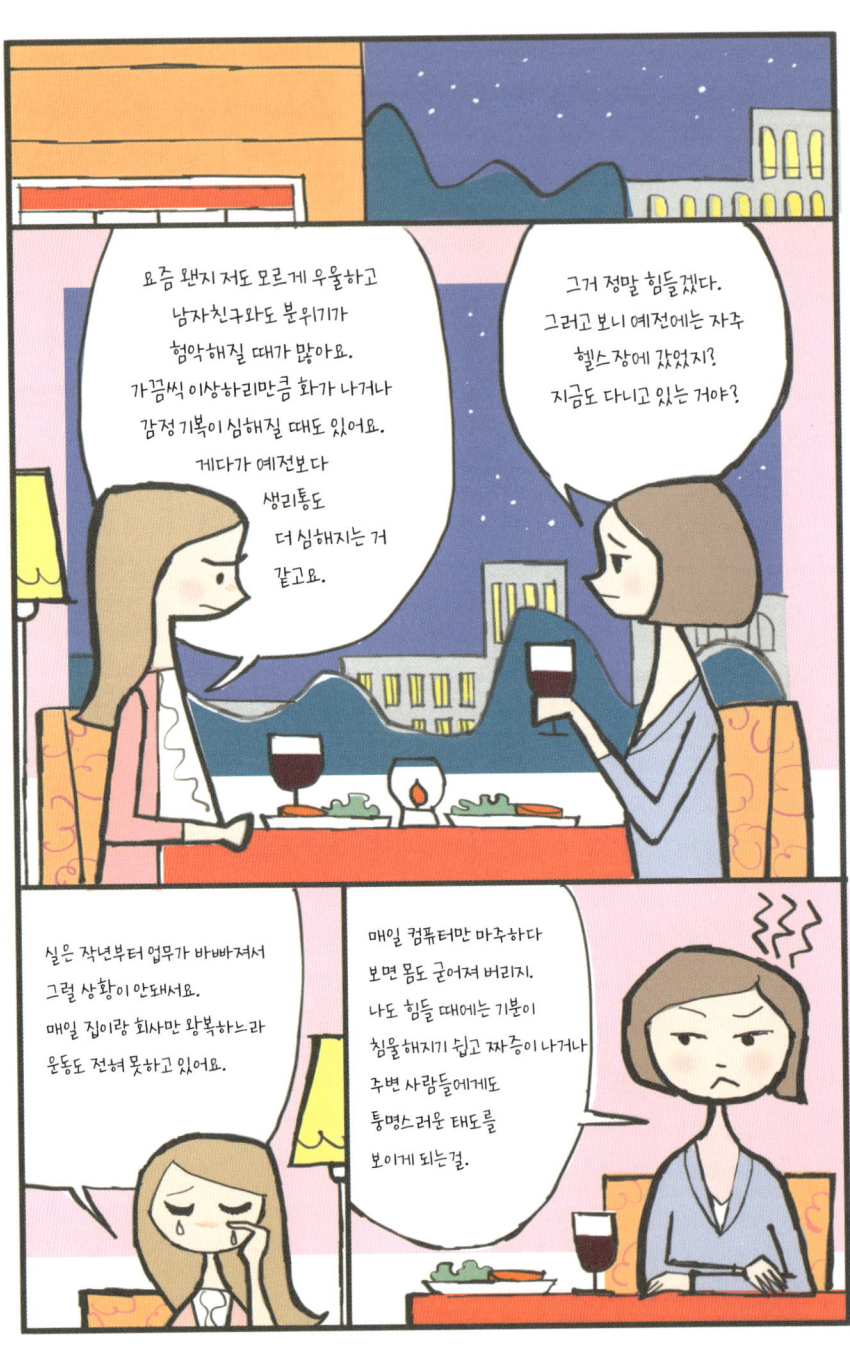

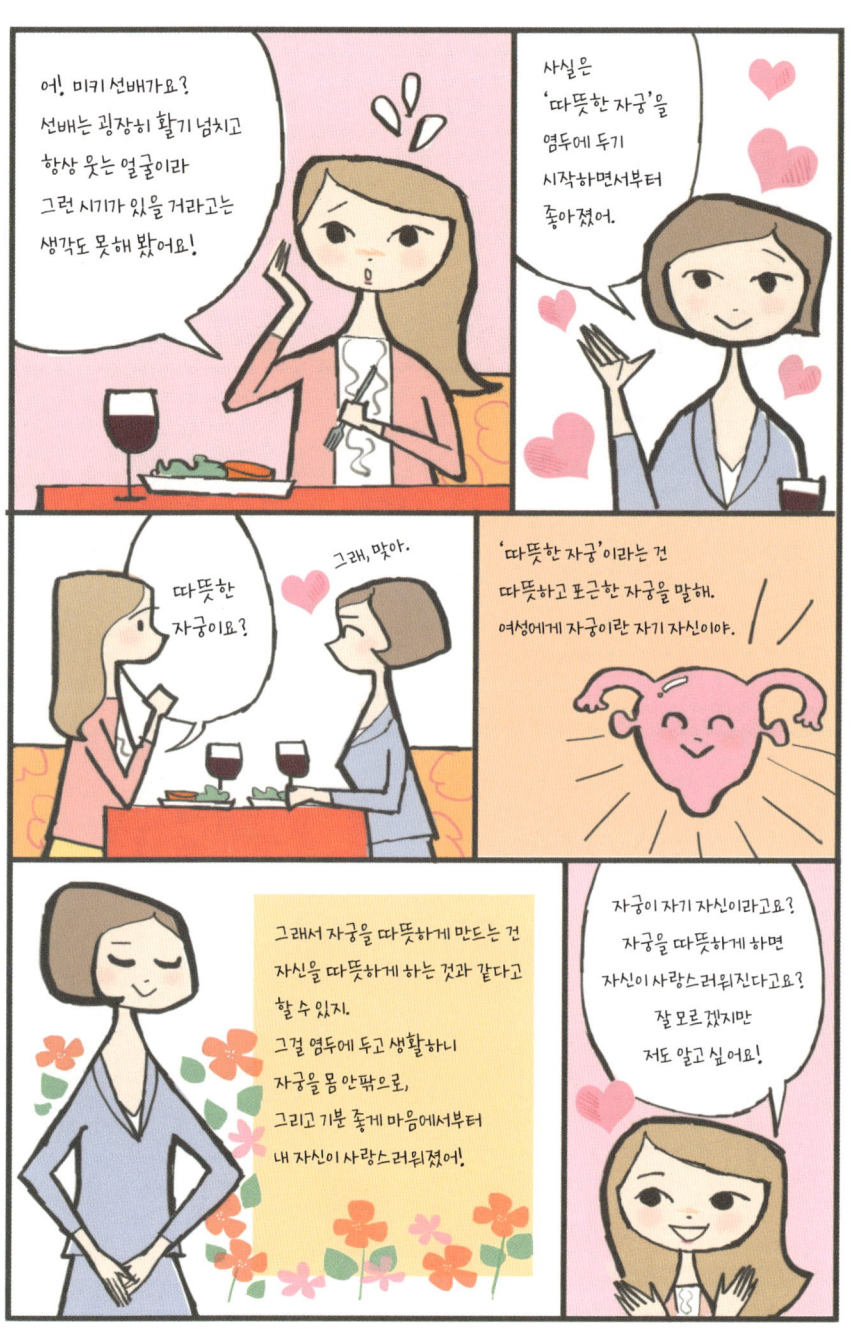

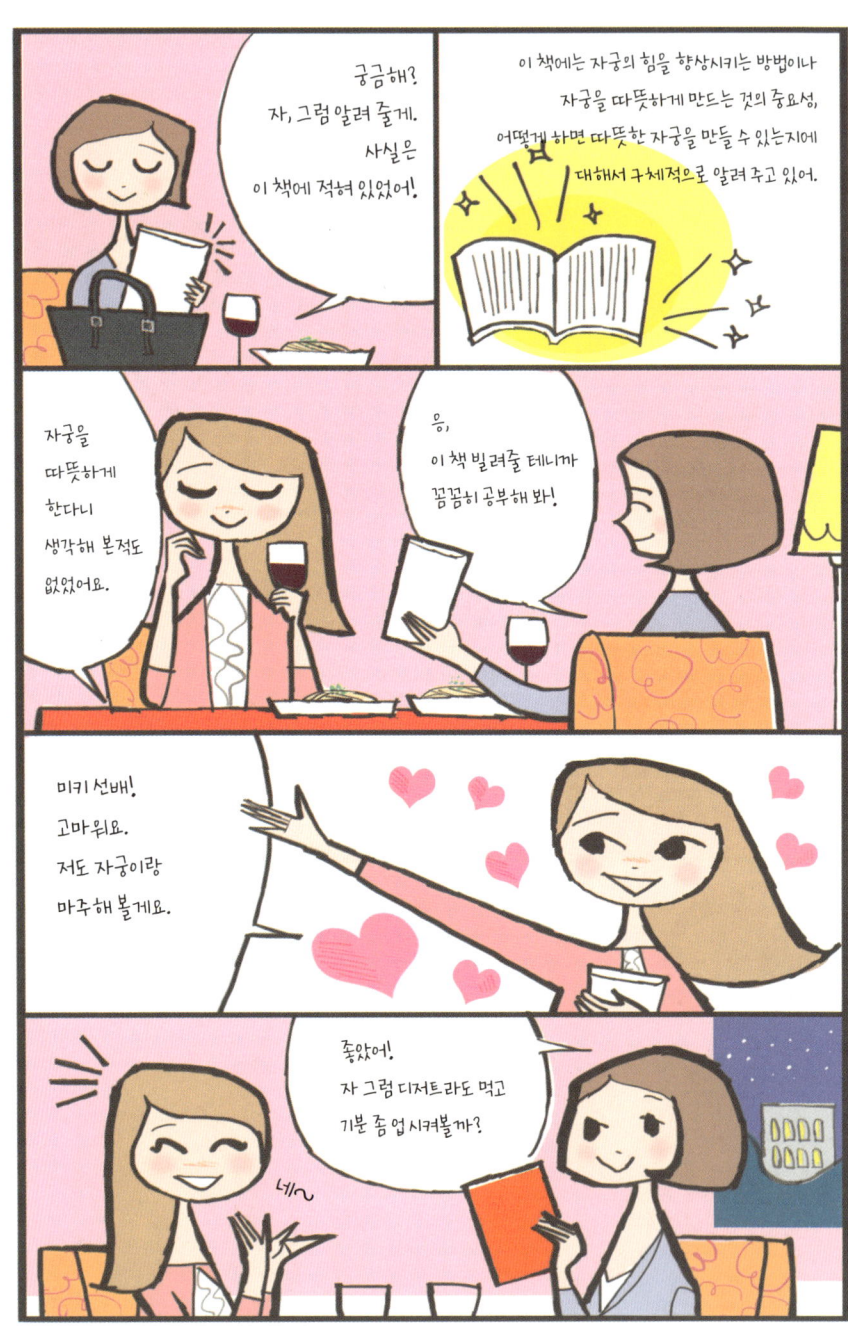

따끈
따끈
나의
자궁

따끈따끈 나의 자궁

JOSEI HORMONE WO TOTONOETE SHIAWASE NI NARU!
POKAPOKA SHIKYU NO TSUKURIKATA
ⓒ TERUE YAMAGATA 2015

Originally published in Japan in 2015 by KAWADE SHOBO SHINSHA Ltd. Publishers. , TOKYO,
Korean translation rights arranged with KAWADE SHOBO SHINSA Ltd. Publishers. , TOKYO,
through TOHAN CORPORATION, TOKYO, and Eric Yang Agency, Inc., SEOUL.

ISBN 978-89-314-5317-1

독자님의 의견을 받습니다

이 책을 구입한 독자님은 영진닷컴의 가장 중요한 비평가이자 조언가입니다. 저희 책의 장점과 문제점이 무엇인지, 어떤 책이 출판되기를 바라는지, 책을 더욱 알차게 꾸밀 수 있는 아이디어가 있으면 이메일, 또는 우편으로 연락주시기 바랍니다. 의견을 주실 때에는 책 제목 및 독자님의 성함과 연락처(전화번호나 이메일)를 꼭 남겨 주시기 바랍니다. 독자님의 의견에 대해 바로 답변을 드리고, 또 독자님의 의견을 다음 책에 충분히 반영하도록 늘 노력하겠습니다.

이메일 : support@youngjin.com
주 소 : (우)08591 서울특별시 금천구 가산디지털 1로 24 대륭테크노타운 13차 10층 (주)영진닷컴 기획1팀

staff

저자 야마가타 테루에 | **역자** 육연주 | **감수** 황종하 | **총괄** 김태경 | **진행** 정은진
디자인 영진닷컴 디자인팀 지화경

따 끈

따 끈

For women!

나 의

자 궁

YoungJin.com Y.
영진닷컴

자궁을 따뜻하게 하면
여성으로서의 행복을 실감할 수 있어요.

당신은 여성으로서 태어난 것에 대해 어떻게 생각하고 있나요? 여성이라는 것을 잊고 필사적으로 바쁜 일상을 보내고 있거나 일은 즐겁지만 경력을 쌓는 것은 망설여지고 몸 상태의 기복이 심해 마음껏 인생을 즐길 수 없었던 분도 있을지 모릅니다.

그럴 때 여성이라는 사실에 우울하고 답답해하며 월경을 성가신 것으로 여기는 분들도 있겠죠.

저 역시 20대에는 월경이 불규칙하고 몸이 무거워서 몸 상태도 좋지 못한 날들이 계속되었습니다. 조산사 일을 시작할 때쯤에는 불규칙적인 근무 환경 때문에 월경 주기도 이상해지기 일보직전이었습니다. 그러나 그것에 신경을 쓰기는커녕 오히려 '귀찮은 월경을 매달 하지 않다니 행운이야'라는 생각까지 하게 되었습니다. 그러고는 '어쨌든 지금을 즐겨야겠다'라는 생각으로 제 몸을 돌보지 않고 지내 왔습니다.

그러한 저를 크게 바꾼 것이 임신, 출산, 육아의 경험이었습니다. 이들을 통해 저는 지금까지 느껴본 적 없었던 '몸과 마음이 연결된 감각'을 체험하게 되었습니다.

임신 중에 '아이를 건강하게 낳을 수 있을까', '아이를 잘 키울 수 있을까'와 같은 생각으로 불안해하면 꼭 배가 뭉쳐서 상태가 나빠지거나, 육아 중에 '좋은 엄마가 되지 않으면 어쩌지'라는 부담과 주위의 시선을 의식해 무리하게 되면 월경이 늦어지거나 몸이 무거워지는 등 몸 상태가 망가졌습니다.

과거에는 몸은 몸, 마음은 마음이라고 따로 나누어서 생각해왔습니다. 소극적인 생각이 들거나 마음이 안 좋아지면 자궁도 그것에 동조라도 하는 듯이 통증이나 트러블이 나타났습니다.

그리고 조산사로 많은 여성들의 출산을 경험하면서 같은 것을 느꼈습니다.

몸도 마음도 건강한 여성은 출산 과정 역시 순조롭고 출산 후 회복도 양호했습니다. 하지만 임신 중에 '아기에게 무슨 일이 생기면 어떻게 하지'하고 지나치게 걱정을 하거나 무리해서 너무 열심히 하는 등 자신에게 엄격한 여성일수록 좀처럼 본격적인 진통이 시작되면 그 흐름에 따르지 못하고 출산 과정에서 고전하게 됩니다. 그리고 출산 후의 몸 상태 또한 좋지 않기도 합니다. 이러한 체험을 통해서 저는 마음과 자궁은 깊은 연관이 있는 것이 아닐까 하고 생각하게 되었고 자궁과 마주하는 것이 중요하다는 것을 실감했습니다.

자궁과 마주하게 되면 우리가 지금까지 얼마나 자궁을 차갑게 만드는 생활이나 사고방식에 젖어 있었는지를 알 수 있게 됩니다. 자궁이 차가워지는 원인에 대해서는 이 책에서 자세히 설명할 것입니다. 하지만 먼저 말씀 드릴 것은 '차가운 자궁'이 월경 트러블을 일으키고, 몸 상태를 좋지 않게 하며 게다가 마음 상태까지 불안정하게 만든다'는 것입니다.

'자궁을 따뜻하게 한다.' 그것은 여성으로서 행복하기 위해 반드시 필요한 키워드 중 하나입니다. 자궁이 따뜻해지면 몸도 마음도 놀라울 정도로 건강해지고 생활방식까지 긍정적으로 바뀌어 갑니다!

그 정도로 자궁이라는 장기는 여성에게 있어서 소중한 것입니다.

생식 기능에만 영향을 주는 자궁이 그렇게 중요하지 않다고 생각하는 사람도 있겠지요. 하지만 결코 그렇지 않습니다. 신체의 어떠한 장기도 소중한 자신의 일부이며 자기 자신입니다. 하지만 그중에서도 생명을 만들어 내는 자궁을 사랑하는 것은 여성으로서의 자신을 사랑하고 창조력 넘치는 자신을 향한 믿음과도 이어집니다.

이 책『따끈따끈 나의 자궁』에서는 여성이 자신의 몸을 사랑하고, 매일 즐겁게 웃는 얼굴로 지낼 수 있었으면 하는 마음을 담아 자궁과 월경을 마주하는 것의 소중함, 자궁을 기쁘게 하는 여러 가지 방법을 소개하고자 합니다.

앞으로 임신을 하고자 하시는 분, 출산을 기다리고 있는 분, 육아 중인 분 그리고 임신·출산 예정이 없는 분들도 이 책을 읽고 자궁과 마주하는 계기를 만들어 보시면 좋을 것 같습니다.

자, 그럼 함께 당신의 자궁을 따뜻하게 만들어 봅시다!

birth therapist,
조산사 아마가타 테루에

자궁은 여성의 분신

독자 여러분들은 이 책을 읽고 어떻게 느끼셨습니까? 저는 이 책에서의
'따뜻한 자궁'이란 '자신의 마음을 따뜻하게 하는 것'이라고 느꼈습니다.
자궁이 자기 자신이라니, 들은 적도 없고 생각해 본 적도 없다고 느끼는
분들이 대부분이라고 생각합니다.

최근 질병은 자신의 마음이 만들어 내는 것이라는 사고방식을 가진 사람
이 늘어나고 있다고 합니다. 그렇지만 그러한 것은 과학 세계에서는 있을
수 없는 일입니다. 그렇지만 과학 세계에도 지금까지와 다른 바람이 불고
있습니다. 『'사고'의 굉장한 힘』(PHP연구소)을 집필한 의사 브루스 립톤
박사는 하나 하나의 세포에 기억이 있다고 말하고 있습니다. 그 책은 '우
리들의 몸과 마음을 컨트롤하고 있는 것은 유전자에 직결된 호르몬이나
신경 전달 물질이 아니다. 신념이야말로 몸과 마음, 게다가 우리들 인생
을 컨트롤하고 있는 것이다'라고 전하고 있습니다.

즉, '생각이 몸과 마음을 만들고 있다'라는 것입니다. 마치 이 책의 저자 야마가타 테루에씨가 서두에 적은 것을 있는 그대로 표현하고 있는 의사 가 존재하고 있었던 것입니다.

'자궁도 감정에 반응할까?' 저에게는 새로운 발상이었습니다. 그럼 어떤 감정이 자궁에 질병을 일으키는지 확인해 보기로 마음먹었습니다. 그래 서 진찰 받은 분들 중에 자궁근종이 있는 분에게 '어린 시절 부모님으로 부터 인정 받지 못한 적이 있나요?' 혹은 '지금까지 살아오면서 살기 힘들 다고 느낀 것은 언제였나요?'라는 질문을 해보았습니다.

놀랍게도 많은 분들이 부모로부터 '사내아이를 원했었다', '다리 밑에서 주워 온 아이다'라는 말을 들은 적이 있다고 합니다. 그중에는 '다리 밑에 서 주웠다고 들어 보지는 못했지만 자신은 분명 다리 밑에서 주워 온 아 이일 거라 생각해서 그 다리를 찾아간 적이 있습니다'라는 사람까지 나타 났습니다. '여자로 태어나서 손해를 보았다'라던지 '남자였다면 좋았을 텐 데'라고 여성인 자신을 부정하는 사람도 있었습니다.

그런 이야기를 배 속에서부터 들으면 태어날 때부터 스스로를 부정하게 되고 그것이 자궁에 나타나는 것이 아닐까. 즉 자궁은 여성의 분신과 같 은 것은 아닐까라고 생각하게 되었습니다. 만약 그 사실이 맞다면 자기 자신의 존재를 긍정적으로 생각하게 된다면 자궁근종과 같은 부인과 질 환은 개선되는 것이 아닐까?와 같은 생각을 하는 의사는 없었습니다. 그 러나 주의 깊게 진단해 보면 치료 없이도 자궁근종이 작아지거나 없어지 는 사람이 있습니다. 처음에는 오진이라 생각해서 믿기 어려웠지만 여러 사람을 만나면서 '마음가짐으로 인해 자궁 상태가 변할 수도 있지 않을까' 라고 생각하게 되었습니다.

친구 중 한 명은 '월경혈이 평소보다 많고 자궁에서 대량의 혈액이 나올 때 자궁이 감동해서 울고 있는 듯한 느낌이 들었어. 그랬더니 내 생명이 내 것만이 아니고 모든 생명과 연결되어 있다고 느껴지며 몸이 따뜻해지는 것이 느껴지더라고. 세 명의 딸을 임신했을 때 느꼈던 것과 같은 빛이 내 속에 들어온 것 같았어.'라고 신비한 체험을 들려주었습니다. 또한 일본 전 지역에 열성적인 팬이 있는 자궁위원장 하루씨는 '여성은 자궁을 통해서 우주와 연결되어 있다'고 이야기하고 있습니다. 그리고 '아기는 자궁 속에서 엄마의 감정만이 아닌 엄마의 엄마 그리고 그 엄마와 같이 선조의 감정이 겹겹이 자궁 주위에 외벽이 되어 그 영향을 받으면서 자란다'고 말했습니다.

우주, 그리고 과거와 연결된 신비한 자궁을 독자 여러분들은 소중히 여기고 있나요? 야마가타 테루에씨는 조산사로 많은 여성들의 생명과 관계된 케어를 계속 경험해 왔기 때문에 이 책을 통해 전달할 수 있었다고 생각합니다. 마치 이 책 『따끈따끈 나의 자궁』을 통해 자궁을 따뜻하게 해서 당신의 생명을 더욱 빛내길 바란다고 여러분을 응원하고 있는 것 같습니다.

이 책의 내용은 의학적인 지식은 물론 다양한 실제 사례를 통해서 식재료, 면 생리대, 차크라, 아로마, 자궁과의 대화 등 풍부한 지식을 아낌없이 알려 주고 있으며 여러 각도에서 자궁을 관찰하며 따뜻하게 만드는 방법을 알 수 있습니다. 수많은 메뉴 중에서 분명 당신 자신에게 맞는 따뜻한 자궁을 만드는 방법을 선택할 수 있을 겁니다. 자궁을 따뜻하게 만들어서 당신 스스로가 멋지게 빛나는 인생을 살아갈 수 있기를 기원합니다.

산부인과 전문의 이케가와 아키라

여성이라면 누구나 한번쯤 '나도 남자로 태어났으면 좋았을 텐데', '여자는 신경 써야 하는 것도 많아서 귀찮아'라고 생각해 본 적이 있을 거라 생각합니다. 저 또한 그랬고 여성이면서도 내 안에 자궁이 어떤 기능을 하는지, 어떤 모습을 하고 있는지, 매달 하는 월경에 어떤 의미가 있는지, 여성이라는 존재 자체가 얼마나 존귀하고 소중한 존재인지 이 책『따끈따끈 나의 자궁』을 접하기 전까지는 알지 못했습니다.

이 책의 저자인 야마가타 테루에는 조산사와 테라피스트라는 직업을 겸하면서 수많은 여성들과 만나왔으며 그 경험을 토대로 이 책을 집필하였습니다. 그래서인지 여성이 공감할 수 있는 에피소드를 통해 변화를 느낀 여성들의 체험담이 많습니다. 또한 자궁이 얼마나 소중한 장기인지, 자궁이 차가워지면 혹은 따뜻해지면 어떤 점이 달라지는지, 월경과 달의 차고 이지러짐이 어떠한 관계가 있는지, 더 나아가 어떻게 하면 자궁을 따뜻하게 할 수 있는지를 알기 쉽게 소개하고 있습니다. 또한 자궁을 따뜻하게 만드는 방법을 특별한 기술, 방법이 아닌 식생활, 의복, 생활 습관 등 일상생활에서 누구나가 조금만 신경 쓰면 실천할 수 있는 방법들을 알려 주고 있습니다.

그리고 평소에 기초체온과 월경혈의 상태, 월경 주기 등의 변화 등을 세심하게 관찰하다 보면 자신의 몸의 상태를 잘 알 수 있게 되고, 조금이라도 이상 증상이 발생했을 시에 어떻게 대처하면 좋을 지에 관해서도 그 대처 방법을 자세히 설명하고 있습니다.

이 책을 번역하며, 가장 머릿속에 남는 것은 자궁을 따뜻하게 만듦으로써 여성인 자신의 존재 자체를 존귀하고 소중하게 생각해가는 것이 바로 자기 자신을 소중히 하고 사랑하는 것과도 연결된다는 것입니다.

그렇기 때문에 현재 임신을 준비 중이신 분들이나 평소에 월경 주기가 일정하지 않거나 심한 생리통으로 고생하고 계시는 분들 그리고 여성의 몸, 자궁에 관해 조금 더 자세히 알고 싶다고 생각하시는 분들에게 가장 추천드리고 싶습니다. 이 책을 접하시는 모든 분들이 저처럼 이 책을 통해 평소의 습관을 바꾸어 자궁과 함께 스스로를 사랑스럽게, 소중히 여기는 하루하루가 되었으면 합니다.

육연주

Contents

CHAPTER 4

따뜻한 자궁은 이렇게 만들어요!

CHAPTER 5

자궁의 소리를 들어 보아요!

1장

자궁과 마음의 관계를 알고
따뜻한 자궁을 만들어 봐요

손이 따뜻해지면

봄도 마음도

점차 순환되기 시작해요.

자궁은
따뜻한 상태를 좋아한다!

아기가 머무르는 생명의 거처이기도 한 자궁. 여성에게만 있는 특별한 장기인 자궁은 따뜻한 상태를 매우 좋아합니다. 따뜻한 상태로 만들어 주면 있는 그대로 편안한 최적의 상태로 몸속에 존재할 수 있기 때문입니다. 이럴 때, 자궁은 아름다운 핑크색으로 빛납니다. 표면은 탄력 있고 반들반들하며 안쪽은 폭신폭신하고 부드러워집니다. 이때, 당신의 몸과 마음도 최상의 상태가 됩니다.

그럼 자궁이 따뜻해질 때 몸은 어떤 상태일까요?
동양 의학에서는 인간의 몸은 '기(氣)'(건강을 지켜 주는 생명 에너지), '혈(血)'(혈액, 혈중 성분), '수(水)'(림프, 땀, 소변 등 체내 수분)로 구성되어 있다고 합니다. 기·혈·수의 '순환이 잘되면' 몸과 마음 모두 컨디션이 좋고 기·혈·수의 '순환이 잘되지 않으면' 몸과 마음 모두 컨디션이 나쁘다는 것입니다.

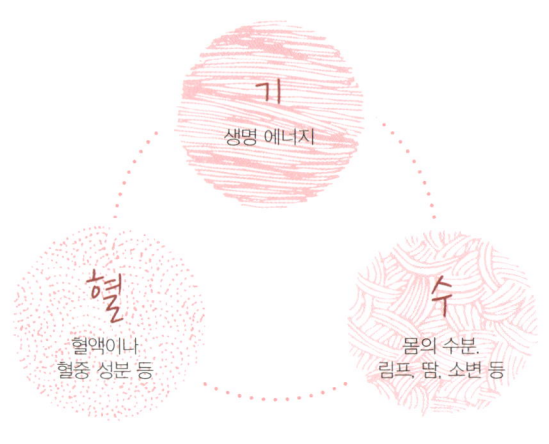

기 · 혈 · 수의 순환

우리 몸에는 의식하지 않아도 마음과 몸의 기능을 조절하여 '생존하기' 위해 활동하는 자율 신경이 분포되어 있습니다. 하지만 스트레스 등으로 마음이 긴장 상태에 놓이게 되면 자율 신경의 밸런스가 무너져 기 · 혈 · 수의 순환이 나빠집니다.

그렇게 되면 뇌는 생명 유지를 최우선 과제로 판단하여 생존을 위해 반드시 움직여야 하는 심장이나 위, 장과 같은 장기에 가장 우선적으로 혈액 등을 순환시킵니다. 따라서 생존과 관계 없는 생식 기능(난소를 포함한 자궁)을 담당하는 장기들은 부수적인 위치로 밀려나게 됩니다. 실제로 전시 상태에서 무월경 여성이 굉장히 많았다는 기록들이 있습니다. 이와 같이 몸의 순환이 나빠지면 자궁에 혈액이나 림프, 에너지를 순환시키는 데 여유가 없어지고 그 결과 몸이 차가워집니다.

순환이 잘되는 몸을 만들어 따뜻한 자신이 되어 보세요. 자궁을 따뜻하게 한다는 것은 순환이 잘되는 몸을 만든다는 의미입니다. 그러기 위해서는 자율 신경 밸런스를 조절하는 것이 중요합니다.

너무 무리를 한다거나 스트레스를 누구와도 상담하지 않고 혼자 떠안고 있는 사람이 많은데, 이렇게 되면 자율 신경의 균형이 깨져 순환이 잘되는 몸과는 멀어집니다.

순환이 잘되는 몸을 만들기 위해서는 식습관이나 수면과 같은 생활 습관에 주의하는 것도 중요하지만 스스로에게 다정하게 대하고, 자책하지 않고 평온하게 마음을 먹으며, 몸뿐만 아니라 마음도 따뜻한 자신이 되는 것도 빼놓을 수 없습니다.

언제나 밝고 즐겁게 지내며 자신을 소중하게 여기는 것. 그것이 따뜻한 자궁을 만드는 지름길입니다.

따뜻한 자궁의
장점

체내의 장기를 따뜻하게 만들어 몸의 균형을 조절하고 마음도 따뜻하게 한다는 것은 당신이 마치 '자가 발전 여성'이 된다는 것입니다. 외적인 부분만이 아닌 자기 자신의 안쪽부터 따뜻하게 하는 힘을 가지는 것입니다. 그러한 발전력을 갖춘다면 몸도 마음도 따뜻해질 수 있습니다.

자궁이 따뜻해지면 어떤 점이 좋은지 구체적으로 살펴봅시다. 따뜻한 자궁의 경이로움을 느껴보세요.

★

월경이 안정된다.

몸과 마음이 따뜻해지면 월경 주기도 차츰차츰 안정되어 갑니다. 자궁이나 난소에도 충분한 혈액이 순환되기 때문에 지금까지 월경 불순이었던 사람도 정상적인 월경 리듬인 21~35일(원서 25~38일) 주기로 자연스럽게 바뀌어갑니다. 또한 월경혈이 계속 나오는 일도 없어지고 월경도 3~7일 안에 끝나게 됩니다. 감각이 안정되면서 배란 시기를 느끼는 사람도 있다고 합니다. 월경 주기가 안정되기 때문에 '다음 월경이 언제 시작할지 모른다'는 불필요한 걱정도 하지 않아도 됩니다.

★

몸의 변화를 예측하고 받아들일 수 있다.

월경 주기가 안정되기 시작하면 월경 전이나 월경 기간 중의 민감한 시기를 사전에 알 수 있어 대인 관계 트러블도 피할 수 있습니다. 그리고 자기 자신의 몸과 마음의 리듬을 알게 되면 '오늘처럼 뜻대로 되지 않은 날도 있겠지'라고 어떤 모습의 자신도 받아들일 수 있게 되며 몸 상태에 따라 감정이 좌우되는 일이 없어집니다.

★

월경 기간 중에도 상쾌하게 지낼 수 있다.

자궁을 따뜻하게 하는 방법에 유의해 생활하면 자신의 몸 상태를 자연스럽게 알 수 있습니다. 그렇기 때문에 매달 반복되는 월경을 귀찮다고 여기기보다 기다리게 됩니다. 월경 기간 중에는 자궁을 충분히 쉬게 하고 싶기 때문에 무리하는 일 없이 편안하게 지낼 수 있게 되겠죠.

★

세세한 몸과 마음의 변화를 알아차리게 된다.

다음 장에서도 설명하겠지만 월경 기간 중의 몸 상태나 기분, 월경혈 상태 등을 관찰하면 자신의 몸과 마음의 변화를 감지할 수 있습니다. 또한 감각이 예민해지기 때문에 예를 들면, '냉의 색이 평소와는 다르다', '왠지 모르게 나른한 기분이다', '보통 때에는 느낄 수 없었던 통증이 있다' 등의 경미한 몸의 변화에도 민감해져 질병을 조기에 발견하거나 체력 관리에도 도움이 됩니다.

★

피부 상태가 안정되어 건강 미인이 된다.

월경이 끝날 즈음부터 다음 배란기에 걸쳐 여성의 몸에는 에스트로겐 등의 여성 호르몬이 분비됩니다. 이 호르몬은 머리카락을 윤기 나게 만들어 주고 피부에 탄력과 수분을 가져다 주는 등 여성스러움을 담당하는 호르몬입니다. 또, 월경이 안정되면 에스트로겐이 정상적으로 분비되면서 피부 상태를 정돈해 줍니다.

그 외에도 에스트로겐에는 혈관이나 뼈를 단단하게 만들어 주고 뇌나 자율 신경의 움직임을 촉진시키는 등 건강을 유지해 주는 기능도 있습니다. 자궁을 따뜻하게 하면 이러한 호르몬 덕분에 아름답고 건강해질 수 있습니다.

★

바디 라인이 아름다워진다.

자궁의 순환이 좋아지면 몸 전체의 순환도 좋아지므로 호르몬이 균형적으로 안정됩니다. 혈액이나 림프가 흐르는 가슴도 영향을 받아 몸 전체가 안정되어 아름다운 바디 라인(몸매)이 만들어집니다.

★

기초체온이 올라간다.

전신의 순환이 좋아지면 자궁을 포함한 여러 장기의 신진대사가 촉진되므로 그만큼 몸에 열이 발생하여 체온이 올라갑니다. 현대인은 50년 전에 비해 기초체온이 0.3도 정도 낮다는 데이터가 있습니다. 순환을 통해 자궁을 따뜻하게 함으로써 기초체온이 올라가면 면역력도 높아지고 질병에도 걸리지 않게 됩니다.

★

웃는 얼굴에 빛이 나고 인간관계가 더욱 좋아진다.

자궁이 따뜻해지면 '여유'가 생겨 웃음이 늘어나게 됩니다. 내가 짓는 미소는 다른 이들에게도 좋은 영향을 주고, 지금까지 개선되기 어려웠던 인간관계가 점점 호전될 수 있습니다. 따뜻한 자궁을 통해 주위 사람을 따뜻하게 만드는 활짝 웃는 얼굴도 만들 수 있습니다.

★

정리정돈을 할 수 있게 되어 쓸데없는 쇼핑이 줄어든다.

'따뜻한 자궁과 정리정돈이 무슨 연관성이 있지?'라고 생각하는 분들도 많겠죠. 실은 매우 깊은 관계가 있답니다. 자궁이 따뜻해지면 기분이 상쾌해져서 스스로가 무엇을 원하는지 알 수 있게 됩니다. 그렇게 되면 '자신의 센스와 맞지 않다'고 생각되는 옷이나 물건, 자료 등을 과감히 버릴 수 있게 됩니다. 물론, 쓸데없는 쇼핑도 줄기 때문에 집안이 말끔해집니다.

✦

오감이 작동된다.

따뜻한 자궁이 된다는 것은 따뜻한 자신이 된다는 것과 같습니다. 마음이 따뜻해지면 스스로에게 믿음이 생기기 때문에 지금까지 느끼지 못했던 감각에 눈을 뜨게 되어 오감으로 여러 가지 일을 인지할 수 있게 됩니다. 예를 들면, 새싹이나 나무에 움이 트는 향기를 느낀다거나 빗소리의 변화를 들으면서 계절의 변화를 분별할 수 있게 되거나 미묘한 색채 변화를 알아채거나 식재료 본래의 맛을 느낄 수 있게 되는 등 감성이 풍부해져 인생이 다채로워집니다.

✦

여성인 자신을 더욱 아끼고 소중히 여기게 된다.

따뜻한 자궁을 만든다는 것은 여성만이 갖고 있는 놀라운 장기인 자궁을 소중히 여긴다는 것과 같습니다. 이는 곧, 자기 자신의 성(性)을 긍정적으로 받아들이는 것이기도 합니다. '있는 그대로의 자신'을 인정하고 여성의 몸으로 태어난 것을 기쁘게 생각하게 되며 그러한 마음이 넘쳐흐르게 됩니다.

★

아기를 임신하기 좋은 상태가 된다.

앞에서 말했듯이 자궁이 따뜻해지면 월경이나 호르몬 균형이 안정됩니다. 이것은 생명을 잉태하기 쉬운 상태가 된다는 것을 의미합니다. 몸도 마음도 온화한 상태, 어떠한 자신도 받아들일 수 있는 안정된 상태가 되면 여성으로서의 본능에 눈을 뜨게 됩니다.

자궁이 차가워지면
생기는 문제들

자궁이 따뜻해지면 몸 전체에 순환이 좋아지고 몸 상태가 좋아지며, 마음도 긍정적으로 변하게 된다고 앞서 설명하였습니다.

그렇다면 자궁이 차가워지면 어떻게 될까요? 자궁은 몸속 깊숙이 자리 잡고 있기 때문에 직접적으로 따뜻하게 만들기 어려운 장기이기도 합니다. 그렇기 때문에 몸의 표면인 피부는 따뜻해도 몸 안에 있는 자궁은 따뜻하지 않은 여성 분들도 많습니다. 특히, 운동이 부족하거나 매일 일상에서 많은 스트레스를 받는 분들은 혈액 순환이 나빠져 자궁이 차가워질 가능성이 있기 때문에 주의해야 합니다.

여기서는 자궁이 차가워지면 몸이나 마음에 어떤 영향이 있는지 알아봅시다.

★

월경 트러블이 증가한다.

'자궁이 차가워진다'는 것은 몸 전체가 제대로 순환되지 않는다는 것을 의미합니다. 자궁이나 난소까지 혈액 순환이 잘되지 않기 때문에 월경 트러블도 빈번히 발생하고 월경을 귀찮고 성가시다고 생각하게 됩니다. 또한 월경 트러블이 지속될 경우에는 무언가 질병이 숨어 있을 가능성도 있으므로 전문가에게 조언을 구하는 것도 필요합니다.

✦

두통, 어깨 결림, 변비, 냉증, 피부 트러블이 발생한다.

혈액이나 림프 등 전체의 순환이 좋지 않은 상태를 방치하게 되면 두통이나 어깨 결림, 변비, 수족 냉증 등의 불쾌감을 동반하는 증상을 초래합니다. 또한 배란을 촉진시키는 호르몬인 에스트로겐은 피부를 아름답게 만들어 주는 호르몬입니다만, 자궁이 차가워지면 에스트로겐이 정상적으로 분비되지 않기 때문에 피부가 푸석푸석해지고 트러블이 생기기 쉽습니다.

✦

발뒤꿈치가 거칠어지고 차가워진다.

손과 발에는 신체의 각 부위에 해당하는 혈자리가 있습니다. 발뒤꿈치 부분은 자궁과 난소의 부위에 해당합니다. 즉 자궁이 차가워지거나 좋지 않은 상태일 때에는 발뒤꿈치가 거칠어지는 경우가 많습니다. 그리고 발뒤꿈치는 몸의 제일 끝부분이기 때문에 이 부위가 거칠어지고 차갑다는 것은 몸 끝부분까지 순환이 잘되지 않는다는 것이고, 곧 몸 전체의 순환이 잘되지 않다는 증거이기도 합니다.

✦

하반신에 살이 찐다.

대퇴근(넓적다리 근육, '넙다리 근육'이라고도 합니다.)과 대둔근(큰 엉덩이 근육, '큰볼기근'이라고도 합니다.) 같이 대표적으로 큰 근육이 포진한 하반신은 신체 근육의 약 70%가 집중되어 있다고 합니다. 자궁이 차가워진다는 것은 몸 전체의 순환이 좋지 않다는 것이므로 당연히 큰 근육인 하반신의 신진대사도 좋지 않습니다.

하반신의 순환이 정체되면 혈액을 상반신으로 되돌리는 힘도 약해지고 하반신에 혈액이나 체내의 수분, 노폐물 등이 정체되면서 하반신에 살이 찝니다(하반신 순환에 좋은 스트레칭은 4장에서 보실 수 있습니다.).

✦

감정 기복이 심해지고 인간관계 트러블이 증가한다.

자궁이 차가울 때에는 자율 신경 중 교감 신경이 우위가 되어 감정적으로 전투 모드가 됩니다. 그렇기 때문에 기분이 좋다가도 급격히 우울해지는 등 감정 기복이 격해지는 상태가 됩니다. 쉽게 짜증이 나고 화가 나는 등 감정 기복이 두드러지고 상대방의 사소한 말에도 경계하거나 상대방을 위협하는 등 인간관계에 트러블을 떠안기 쉬워집니다.

✦

만사가 귀찮아지고 부정적인 사고 방식을 갖게 된다.

출근을 하는 것이 귀찮고, 자기 자신이 어떻게 되든 상관없다고 생각하고, 내 스스로에게서 가치를 발견할 수 없을 때에는 자궁이 차가운 상태일 가능성이 있습니다. 자신을 소중히 생각할 수 없기 때문에 자신을 책망하게 되는 경우가 많습니다.

★

임신을 하게 되는 힘이 약해지는 경우도 있다.

몸도 마음도 닫혀 있을 때, 몸은 굳어지고 긴장합니다. 아기를 임신하기 위해서는 몸의 긴장을 풀어 주고 순환이 잘 되는 몸 상태로 유지해야 합니다. 여성은 자신이 여성이라는 것을 기뻐하고 생명의 거처인 자궁을 가지고 태어난 자신을 사랑하고 인정해야 합니다. 그렇지 않으면 몸에 특별한 이상이 없는데도 임신이 어려워지기도 합니다.

따뜻한 자궁과 차가운 자궁, 당신은 어느 쪽을 선택하겠어요? 누구나가 전자를 선택하겠죠. 물리적으로 바깥쪽부터 따뜻하게 한다거나 음식 등을 통해서 몸속을 따뜻하게 한다거나 마음가짐을 달리하여 마음속부터 따뜻하게 하는 등 여러 가지 방법으로 따뜻하게 만들 수 있습니다. 자궁을 따뜻하게 만드는 방법에 대해서는 4장에서 자세하게 설명 드리겠습니다. 즐겁게 실천해 보세요.

자궁을 사랑하고 따뜻하게 만들어 봅시다!

자궁과 자율 신경의 놀라운 관계

우리는 앞에서 자궁이 따뜻할 때와 차가울 때 각각 어떠한 현상이 나타나 는지에 관해서 살펴보았습니다. 어느 경우에도 감정이 영향을 미친다는 것을 알 수 있죠. 도대체 자궁과 마음이 어떻게 연결되어 있는 것일까요? 우리가 먼저 알아야 하는 것은 자궁과 자율 신경의 관계입니다. 자궁과 자 율 신경의 상관관계를 알게 되면 자궁과 마음의 관계도 알 수 있습니다.

몸에는 우리가 의식하지 않아도 호흡, 체온 등을 조절하는 자율 신경이라 는 고마운 시스템이 있다는 것은 앞에서도 설명 드렸습니다. 그리고 자율 신경에는 마치 전투 모드로 긴장하는 듯이 작용하는 교감 신경과 느긋한 모드로 느슨하게 작용하는 부교감 신경이 있습니다.

예를 들면, 움찔움찔 긴장을 하면서 살아가면 몸에 힘이 들어가고 전투 모 드의 교감 신경이 우위가 됩니다. 그 결과 심장 맥박 수가 빨라지고 전신 근육은 긴장감으로 굳어지며 말초 혈관이 수축하여 손발이 차가워집니다. 반면 목욕을 하면서 안정을 취하거나 마음 편하게 식사를 한 후에는 느긋 한 부교감 신경이 우위가 되어 전신이 이완되고 잠이 옵니다.

이러한 지령을 내리는 것은 뇌의 시상하부라고 불리는 부분입니다. 시상하부는 자율 신경계의 사령탑으로 몸의 여러 기관을 교감 신경과 부교감 신경을 통해 지배하고 있습니다. 다만 자궁은 주로 교감 신경에만 지배 받고 있습니다. 그것은 임신 중 태아를 무사히 기르고 지키기 위해서 입니다.

임신 중 여성의 몸은 태아에게 영양과 산소를 공급하기 위해 맥박을 증가시켜 혈액을 자궁에 보내 주어야 합니다. 그렇기 때문에 교감 신경이 조금 더 우위인 상태인 것입니다. 보통 교감 신경의 영향을 받으면 몸이 단단하게 굳어져 수축하는 방향으로 작용하지만 자궁은 반대로 움직이기 때문에 놀랍게도 느긋한 방향으로 작용하게 됩니다!

★

자궁은 심한 스트레스를 받으면 스스로 완화한다.

자궁이 이렇게 교감 신경의 영향을 받는 것은 만성적이고 장기적인 스트레스를 받거나 큰 충격을 받았을 때입니다. 만일 심한 스트레스를 받아 자궁이 수축하면 애써 잉태한 생명을 밀어내 유산이 됩니다. 그렇게 되지 않기 위해 긴장을 완화하여 생명을 지켜내야 합니다. 새로운 생명이 자라는 장기이기 때문에 자궁이 스스로를 지키기 위해 갖춘 신비스러운 시스템인 것입니다. 그렇지만 임신을 하지 않아도 심한 스트레스를 계속 받게 되면 교감 신경이 지나치게 우위가 되어 자궁이 이완됩니다.

여기에는 여러 가지 설이 있습니다만 이와 같은 경우, 월경혈을 배출하기 위해 자궁이 수축해야 할 때에 충분히 수축되지 않아 월경혈이 정체되는 바람에 자궁내막증과 같은 트러블이 생기는 것은 아닌가 라는 주장을 제기하는 학자도 있다고 합니다.

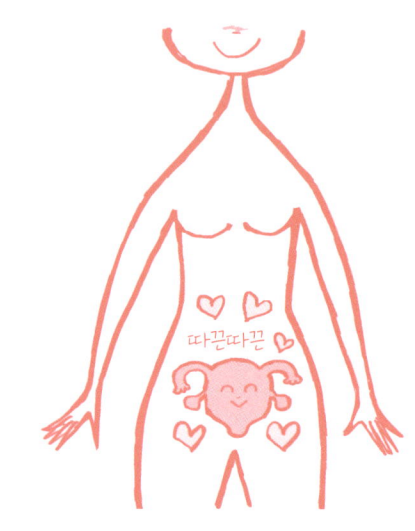

전신의 순환이 좋을 때

몸의 순환이 잘되면
기분이 좋아져요. 자신의 본연의
모습 그대로 있을 수 있어요!

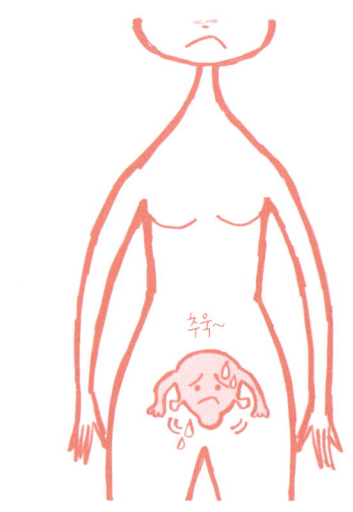

전신의 순환이 좋지 않을 때

몸의 순환이 잘되지 않으면
괴로워요.
마음의 여유를 가져 봐요!

자궁은 기본적으로 굉장히 기분이 좋은 장기입니다. 만성적인 스트레스나 충동적인 일이 있어났을 때에는 생명을 지키기 위해 스스로 긴장을 풀어 자궁 환경을 보호하려고 합니다만, 이 외에는 자율 신경의 영향을 크게 받지 않는 독립적인 장기이기도 합니다.

그렇다고 해서 자율 신경의 균형이 무너져도 상관이 없는가 하면 그렇지는 않습니다. 일부만 자율 신경의 지배를 받는다고 해도 둘러싼 환경(전신 상태)의 영향은 받고 있습니다. 그렇기 때문에 자율 신경의 균형이 맞지 않으면 몸 전체의 순환이 나빠지고 그 결과 자궁의 혈액 순환이 나빠져 자궁이 차가워집니다. 자궁에게 있어서 좋은 상태는 전투 모드나 느슨한 모드, 어느 한쪽으로 치우치지 않고 기분 좋은 상태를 파도와 같이 넘나들며 자율 신경의 균형을 맞추는 것이 알맞은 상태입니다.

현대인은 IT 기기의 보급이나 스트레스 등으로 항상 전투 모드인 교감 신경이 우위가 되기 쉽기 때문에 의식적으로 교감 신경의 흥분 상태에서 벗어나 안정할 수 있는 시간을 가지는 것이 중요합니다. 부교감 신경이 작용하면 전신의 자기 면역이 안정되어 점차 순환하는 몸이 됩니다. 그것은 자궁에게 있어서도 기분 좋은 상태입니다.

기분 좋게 사는 것이 중요하다고 여기며 마음을 여유롭게 먹는 것이 따뜻한 자궁을 만듭니다.

자궁은
부정적인 감정을 쌓아 두기 쉽다

자궁은 감정적인 장기라고도 합니다. 흔히 비정상적인 흥분 상태인 신경질을 히스테리(Hysterie)라고 하는데, 이 말의 어원은 자궁을 뜻하는 고대 그리스어 '히스테리아(Hysteria)'에서 왔습니다. 자궁(Hysteria)이 체내를 불안정하게 움직이기 때문에 신경질이 발생한다고 여긴 것이죠.* '여성은 감정적 동물, 남성은 이성적 동물'이라고 합니다만 옛날 사람들은 여성이 감정적인 것은 자궁이 있기 때문이라고 생각했었나 봅니다. 그렇지만 이것은 어떻게 보면 정곡을 찌르는 설이라고도 생각합니다. 왜냐하면 자궁은 부정적인 감정을 쌓아 두기 쉬운 장기이기 때문입니다.

몸 전체의 순환이 나빠지면 몸은 '새로운 생명을 만들어 내는 장기'인 자궁보다 '생존에 필요한 장기'인 심장이나 위, 장 등에 우선적으로 순환이 되도록 하기 때문에 앞서 설명한 대로 몸이 위험한 상태일 때에는 자궁은 부수적인 존재가 됩니다.

이러한 때 자궁은 '살아가기 위해서는 내가 쉬는 것은 어쩔 수 없지만 사실은 활동하고 싶다'고 생각하겠죠. 자궁에게는 자기답게 있을 수 없는 불만족스러운 상태일 겁니다.

또한 화가 나거나 침울해지거나 과민해지는 등 감정 기복이 심할 때에는 교감 신경이 우위가 되어 몸 전체의 순환이 좋지 않은 상태가 됩니다. 이러한 때 자기답게 있을 수 없는 자궁은 부정적인 감정을 쌓아가게 됩니다.

★

감정 속에 진실된 자신이 존재하고 있다.

저는 진실된 자신은 감정 속에 감춰져 있다고 생각합니다. 예를 들면, 똑 부러지는 것처럼 보이는 사람도 사실은 '나의 부족한 부분도 인정하고 싶다', '더 이상 열심히 하고 싶지 않다'라고 생각하기도 합니다. 이러한 감정은 표출하지 않는 한 그대로 쌓이며, 그 장소가 바로 감정적인 장기인 자궁인 것입니다. 따라서 '지금 자궁은 어떤 상태'인지 알아가는 것은 참된 자신과 마주할 수 있는 일이기도 합니다.

---

* 이탈리아 칼리아리대학교 연구팀은 "고대인들이 여성 히스테리의 원인을 '자궁'의 불규칙한 이동 때문으로 정의했다"고 밝혔습니다. 기원전 1900년 생존했던 이집트인들의 기록을 보면 "자궁의 위치가 불안정할 때 혹은 다른 방향으로 이동됐을 때 여성들의 신경질이 늘었다"고 적혀 있습니다. 이는 고대 그리스의 기록과도 연결되는데 의학자 히포크라테스는 히스테리의 원인을 '여성 자궁'의 뜨거운 기운 때문이라고 저서에 기록하기도 했습니다. (출처 : http://nownews.seoul.co.kr/news/newsView.php?id=20131124601013)

여성인 자신을 긍정하지 않으면
부인과 질병이 생길 수 있다

자궁은 감정 중에서도 특히 여성성에 관한 부정적인 감정이 쌓이기 쉬운 장소라고 합니다. 예를 들면, 어린 시절부터 부모님께 '아들을 갖고 싶었는데'라는 이야기를 줄곧 듣거나 말로 하지는 않지만 그런 압박을 느끼며 살아가다 보면 장래에 부인과 질환이 생기는 경우도 있습니다.

제가 만났던 사람 중에도 스타일이 좋고 일도 잘하고 능력도 뛰어난 세 아이의 어머니인 여성이 있습니다. 셋째 아이를 출산한 후 자궁근종이 생겨서 자궁을 모두 적출했는데, 그녀는 어릴 적부터 '남자로 태어났으면 좋았을 텐데'라고 생각했었다고 합니다.

공부도 잘하고 노력가이며 미인이고 배려심 깊었던 그녀가 제게는 여성으로서 완벽한 존재로 보였습니다. 그러나 어린 시절부터 부모님께 '장남으로 태어났으면 좋았을 텐데'라는 무언의 압박을 받아 마음이 아팠다고 합니다. 그녀는 남자아이를 원했던 부모님을 기쁘게 해드리기 위해 열심히 공부하고 남자에게 지지 않는 실력을 쌓았다고 합니다. 표면적으로는 여성스러워도 속마음은 스스로가 여성이라는 것에 부담감을 느껴 왔을 것입니다. 그렇기 때문에 여성의 상징인 자궁에 질환이 생겨 적출하는 일이 발생했을지도 모릅니다. 그녀는 자궁을 적출해야 했을 때 '어린 시절부터 생각해 온 것이 현실이 되었다'는 생각이 들었다고 합니다. 지금은 자궁 적출을 극복하고 남편과 멋진 섹슈얼(Sexual) 라이프를 보내고 있습니다.

이와 같이 자신이 여성이라는 것에 부정적인 인식을 가지고 있으면 부인과 질환이 발생하는 경우도 있다고 합니다.

★

남성처럼 생활하고 있지 않은가?

시대적 배경도 부인과 질환을 일으키는 요인이 된다고 생각합니다. 이를테면, 성적 중시나 공부를 잘하면 '착한 아이', 못하면 '나쁜 아이'라는 낙인을 찍는 현대 사회의 풍조도 영향을 줍니다.

여성도 남성과 같이 일을 하는 것이 당연히 여기는 현대 사회에서는 열심히 노력해서 주위로부터 인정을 받는 것을 우선한 나머지 자신의 감정을 소홀히 하고 남성처럼 생활해 가는 여성도 많아졌다고 생각합니다. '남자에게는 질 수 없다', '남자 이상으로 열심히 하지 않으면 안 된다'는 사고방식으로 몸을 혹사시키고 여성이라는 것을 마음으로부터 즐기지 못할 때에도 자궁 트러블이 발생하는 경우도 있습니다.

또한 자신을 소중히 여기지 않는 낮은 자존감 때문에 긍정적인 섹슈얼 라이프를 즐기지 못하거나 안심할 수 없는 성행위를 허락하거나 경우에 따라서는 성행위에 의존하게 되는 심리적 트러블을 일으키는 경우도 있습니다.

당신의 자궁은 지금 어떤 상태인가요? 때로는 자궁에 주의를 기울여 주세요. 그것은 당신 자신과 마주하는 일이기도 하니까요.

자궁을 차갑게 만드는
나쁜 습관들

지금까지 심리 상태가 자궁을 따뜻하게도, 차갑게도 만들 수 있다는 것을 이야기해 왔습니다만 실제로 차가운 음식을 지나치게 많이 먹거나 마시거나, 몸을 그다지 생각하지 않으며 생활하면 자궁이 차가워지는 경우도 있습니다.

그럼 여기서 어떠한 생활 습관이 몸 그리고 자궁을 차갑게 만드는지 살펴보도록 하겠습니다.

★

패스트푸드를 많이 섭취한다.

지나치게 바쁜 탓에 인스턴트 식품 위주의 식생활을 하거나 과자나 빵과 같은 간식으로 끼니를 때우고 있지 않은가요? 패스트푸드는 바로 먹을 수 있어 간편한 반면, 따뜻하고 건강한 자궁의 바탕이 되는 혈액이나 몸 전체에 필요한 영양소는 부족합니다. 자궁을 따뜻하게 하기 위해서는 균형 잡힌 식사, 그리고 따뜻한 음식을 먹는 것이 무엇보다도 중요합니다.

또한 텔레비전을 보거나 신문을 읽는 등의 '무언가를 하면서' 식사를 하는 것은 좋지 않습니다. 본래 식사는 제대로 맛을 음미하면서 섭취해야 그 영양소가 몸과 마음의 영양으로도 이어지는 것입니다. 무언가를 하면서 먹다 보면 '무엇을 먹고 있는지', '어떤 맛인지'와 같이 식사에 대한 감각에 무뎌지기 때문에 음식의 맛을 충분히 음미할 수 없습니다.

이번 장을 참고로 하여 소중한 당신의 몸, 소중한 자궁을 위해서라도 건강한 식단 위주로 맛을 음미하면서 먹는 식습관을 가집시다.

★

차가운 음식이나 단 음식을 즐겨 섭취한다.

아이스크림, 단단하게 얼어 있는 차가운 음료, 초콜릿, 사탕을 좋아해서 좀처럼 끊을 수 없어 괴로워하는 분들도 많죠. 차가운 음식을 섭취하는 것은 물리적으로 체온을 낮추고 교감 신경이 우위가 되는 몸 상태로 만듭니다. 그렇게 되면 말초 혈관의 혈액 순환이 악화되어 혈액이 전신에 전달되지 않아 자궁도 차가워집니다.

또한 단 음식을 지나치게 많이 섭취하는 것도 주의해야 합니다. 당분을 지나치게 섭취하게 되면 몸이 산성 상태가 됩니다. 몸은 그 상태를 개선하기 위해 체내 칼슘을 사용하여 체내 환경을 알칼리성으로 안정시키려고 합니다. 칼슘 부족은 감정 기복을 심하게 만들 뿐만이 아니라 근육을 이완시키는 경우도 있다고 합니다. 따라서 '특정 맛의 음식을 지나치게 섭취하지 않을 것', '섭취하는 맛의 균형을 맞출 것'과 '어떤 맛이든 적당하게'라는 사고방식이 중요합니다.

그렇지만 어떻게 해서든 먹고 싶을 때도 있지요. 실제로 아이스크림을 먹으면 행복할 때 분비되는 '옥시토신'이라는 호르몬이 분비된다는 설도 있습니다. 그러므로 기분 좋게 '맛있어!'라고 생각하고 먹으면 괜찮습니다. 결단코 '아, 먹어 버렸네'라고 후회하지 않는 것이 중요합니다.

★

운동을 거의 하지 않는다.

어디든지 자동차로 이동하고, 지하철에 자리가 생기면 기회를 놓치지 않고 바로 앉고, 쉽게 피로를 느끼고, 한 발짝도 움직이고 싶지 않다고 생각하시는 분은 없나요?

집에서 한 발짝도 나가지 않아도 인터넷으로 쇼핑이 가능하고, 계단을 사용하지 않고 에스컬레이터나 엘리베이터로 이동할 수 있고, 전동 자전거가 등장하는 등 매우 편리한 시대가 되었습니다. 그러나 우리들은 편리함을 대가로 몸을 사용하지 않게 되었고 '체력'을 잃어가고 있습니다.

문명의 힘을 사용하여 살아가는 것이 좋지 않다고 말하는 것은 아닙니다. 활동이 불편한 경우, 몸 상태가 안정되지 않은 경우, 간호나 육아로 다른 사람을 돌봐야 해서 이동이 힘들 때는 충분히 활용하는 것을 권장합니다. 다만, 한편으로는 수많은 편리한 수단들로 인하여 우리들의 체력이 저하되고 있다는 것을 꼭 알아주었으면 합니다.

몸을 따뜻하게 만들 수 있는 순환이 잘되는 몸을 가진 자가 발전 여성이 되기 위해서라도 근육은 대단히 소중합니다. 헬스장에 가서 일부러 트레이닝을 하지 않더라도 일상생활에서 편리한 수단들을 조금 줄이며 자기 자신의 '체력'을 기르는 운동을 실천해 갑시다.

운동 부족은 '순환'을 현저히 저하시키는 요인입니다. 특히, 하반신의 '순환'이 나빠지면 자궁의 순환도 나빠집니다. 근육의 저하, 순환의 정체는 건강에 마이너스로 작용하므로 주의해 주세요(순환이 좋아지는 스트레칭은 4장을 참고해 주세요.).

★

에어컨에 의존하고 옷을 얇게 입는다.

일본과 한국은 봄, 여름, 가을, 겨울을 느낄 수 있는 사계절이 있습니다만 에어컨이 보급된 이후 사계절을 역행하고 있다는 생각이 듭니다. 예를 들면, 한겨울에도 난방이 된 실내에서 아이스크림을 먹거나, 한여름에도 긴팔 옷을 입어야 할 정도까지 실내 온도를 낮추는 일 등입니다. 이렇게 되면 바깥 공기와의 기온 차를 몸이 적응하지 못하여 자율 신경의 균형이 깨지고 자궁을 차갑게 만들어 버릴 수 있습니다.

그리고 극단적으로 몸을 차갑게 하는 복장도 종종 눈에 띕니다. 특히 손목, 발목, 목 주변 등 '목'자가 붙는 신체 부위는 피부와 주요 혈관의 거리가 가깝습니다. 그렇기 때문에 이 부분의 지나친 노출은 몸 전체를 차갑게 만듭니다.

가만히 있어도 땀이 흘러내리는 더운 날씨에 에어컨을 사용하지 않아 탈수 상태에 빠지는 것도 안될 일이지만 조금 땀이 날 정도로 에어컨 온도를 설정하고 그 계절 온도에 몸을 적응시켜 보세요. 노출이 심한 복장으로 멋을 낸 날 밤에는 욕조에 들어가 천천히 몸을 따뜻하게 보호하는 등 균형을 맞추는 생활을 하는 것도 중요합니다.

★

액정 화면의 빛을 많이 본다.

휴대폰, 컴퓨터, 게임과 같이 일상 생활에서 액정 화면을 보지 않는 날이 없을 정도로 다양한 IT 기기가 보급되어 있습니다. 최근 심리적 스트레스와 인스턴트 음식, 불규칙한 생활 습관으로 생활 리듬이 깨지면서, 자율 신경계의 기능이 제대로 작동하지 않아, 몸에 여러 이상 증상들이 발생하는데 이를 '자율 신경 실조증'이라고 합니다. 쉼 없이 깜빡이는 액정 화면의 밝은 빛은 교감 신경을 우위로 만들어 자율 신경 밸런스를 무너뜨리기 쉬우므로 주의해야 합니다.

스마트폰이나 게임기를 항상 손에서 놓지 않거나 하루 종일 컴퓨터 앞에 앉아 있는 분들은 하루 중 30분 혹은 단 한 시간이라도 IT 기기를 가까이 하지 않는 시간을 만들어 보세요. 또한 머리맡에 휴대폰을 두면 무심결에 잠들기 직전까지 만지기 쉬우니 손이 닿지 않는 곳에 놓는 것도 좋습니다. 가능한 범위에서 휴대폰을 만지는 시간을 줄여 보세요. 의식적으로 IT 기기를 멀리하는 것을 습관화하여 교감 신경이 우위인 상태를 조금이라도 완화해 갑시다.

★

환경 호르몬에 많이 노출된다.

1980년쯤부터 문제되기 시작한 것이 바로 환경 호르몬입니다. 환경 호르몬이란 생물의 호르몬 작용에 혼란을 야기시키는 물질의 총칭입니다.

이들은 식품에 함유되어 있는 착색료나 보존료, 식품 첨가물, 농약과 같은 화학 물질뿐만이 아니라 식품 코너에서 판매되고 있는 도시락 용기,

석유 계열 합성섬유로 만들어진 의류, 생활용품 등에서도 발생합니다. 이러한 환경 호르몬은 자궁이나 난소에 영향을 미치고 다양한 부인과 질환의 원인이 된다고 보고되고 있습니다.

그러나 현대 사회를 살아가는 우리들은 환경 호르몬을 피해서 산다는 것은 불가능합니다. 어느 정도 조심할 수는 있겠지만 '이것도 안돼. 저것도 안돼'라고 과민하게 반응하면 그것이 반대로 스트레스가 되어 교감 신경이 우위가 되고 몸이 차가워집니다.

몸에 좋은 것을 선택하면서 즐겁게 살아가는 것과 지금 가지고 있는 것에 감사한 마음을 갖는 등 가능한 것부터 정리해 갑시다. 그렇게 하면 자율 신경의 균형이 안정되어 여성 호르몬의 균형도 맞춰집니다.

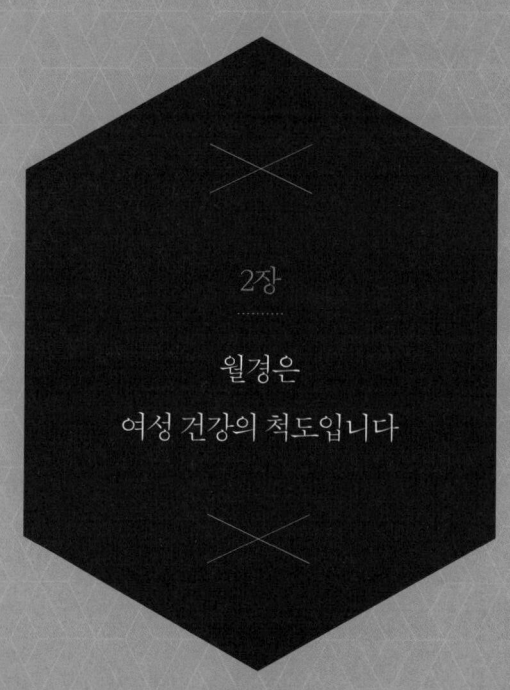

2장

월경은
여성 건강의 척도입니다

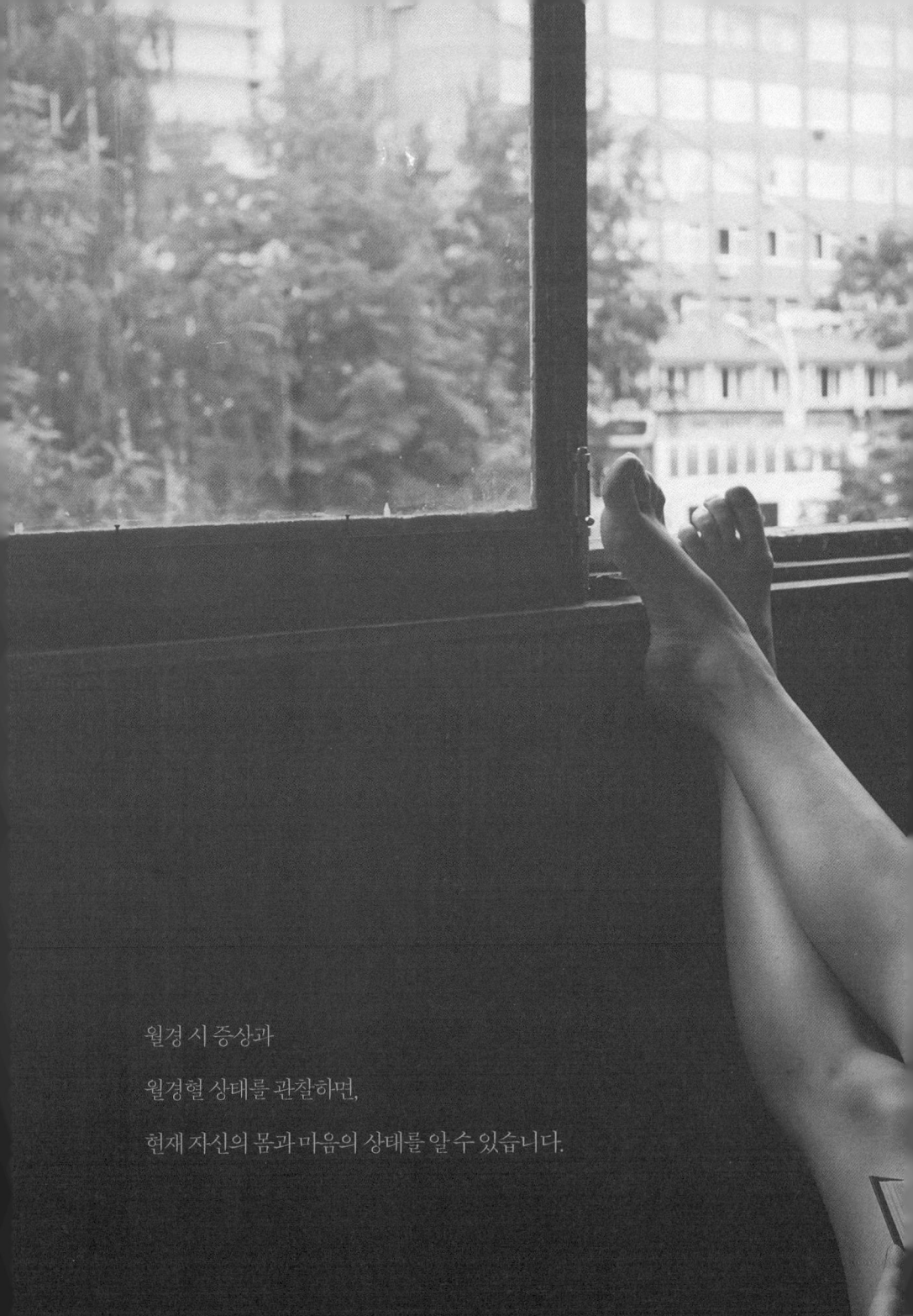

월경 시 증상과

월경혈 상태를 관찰하면,

현재 자신의 몸과 마음의 상태를 알 수 있습니다.

월경은 '작은 출산'

매달 하는 월경에 대해 당신은 어떻게 생각하고 있으신가요? '또 하네, 귀찮아. 빨리 끝났으면 좋겠어', 혹은 '데이트 하는 날에 월경이 시작하다니 운이 좋지 않네'라며 이렇게 부정적으로 생각하고 있지는 않으신가요? 우리 몸은 아기를 잉태하기 위한 준비를 하는데, 그 준비가 바로 월경입니다.

선현의 가르침 중에 '여성의 몸은 아기를 출산함으로써 완성된다'라는 말이 있습니다. 임신, 출산은 자궁 그리고 자기 자신이 새롭게 태어나는 것에 비길 수 있을 정도로 엄청난 일입니다. 또한 월경 역시 매달 자궁 내막을 새롭게 하기 위한 일로 '작은 출산'이라고 할 만큼의 중요한 의미를 가지고 있습니다.

여성이 오랜 세월 동안 함께하는 '월경'입니다만 어떤 과정을 거쳐 진행되는지 알고 있나요?

자신의 몸에서 일어나고 있지만 왜 일어나는지, 어떤 과정을 거쳐 진행되는지 알지 못하는 여성이 의외로 많습니다. 자신의 몸에서 일어나는 것을 이해하는 것은 자기 자신을 보다 깊이 주시하는 것이라고도 할 수 있습니다. 여기서, 월경의 구조를 알아봅시다.

★

월경을 한다, 하지 않는다라는 지령은 뇌가 내린다.

자, 그럼 매달 찾아오는 '월경'을 지휘하는 사령탑은 어디일까요? 1장에서 이야기했었는데 기억나나요? 답은 '뇌'입니다. 뇌에서도 '시상하부'라고 하는 부위로 뇌의 중앙 부분, 즉 눈 뒤의 안쪽에 자리 잡고 있으며 우표 정도 크기입니다.

그 '시상하부' 아래에는 새끼손가락 한마디 크기인 '뇌하수체'라는 호르몬 분비 기관이 붙어 있습니다. 시상하부와 뇌하수체, 뇌 속에 있는 이 작은 기관이 월경을 지휘하고 있는 것입니다. 먼저 시상하부의 지령으로 뇌하수체에서 '난포 자극 호르몬(FSH)'이 분비되어 난소에서 난포가 성숙해져 갑니다.

이와 함께 난포 호르몬(에스트로겐)이 분비되기 시작하면서 자궁 내막이 조금씩 두꺼워집니다. 10일 정도가 지나면 난포 호르몬이 증가한 영향으로 뇌하수체에서 '황체 형성 호르몬(LH)'이 분비되어 배란이 일어납니다. 배란 후 난포가 변화하여 생긴 황체에서 황체 호르몬(프로게스테론)이 분비되어 내막을 한층 더 두껍게 만들고 임신이 가능한 상태로 만듭니다. 배란 시작 약 14일 후 수정이나 수정란의 착상이 일어나지 않으면 자궁 내막은 월경혈로 자궁 내막에서 떨어져 흘러 나가게 되는데, 이것이 월경입니다.

more Detail! 여성 호르몬의 분비

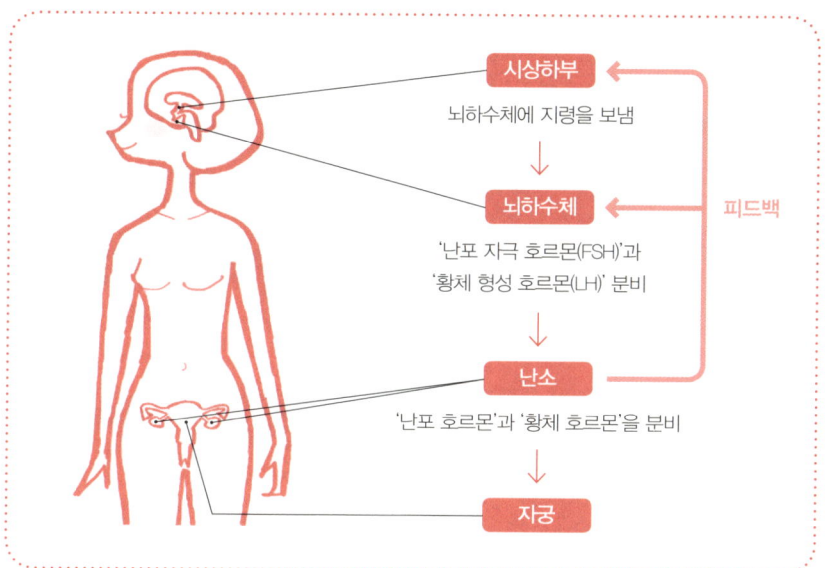

more Detail! 월경과 여성 호르몬의 변화

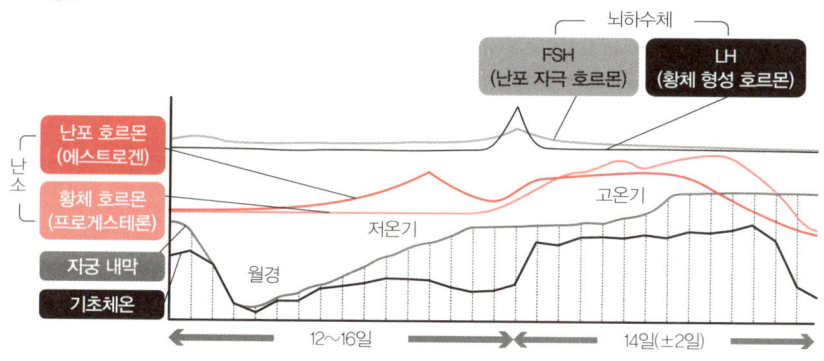

이와 같이 여성 호르몬이 복잡하게 상호 작용하면서 월경이 일어납니다. 이렇게 많은 변화를 일으키는 여성 호르몬은 얼마나 많이 분비되는 걸까요? 무려 일생 동안 분비되는 양이 겨우 티스푼으로 한 스푼 정도 밖에 되지 않는 극히 적은 양입니다. 이렇게 적은 분비량으로도 변화가 생기면 월경 트러블이나 몸 상태의 악화 등을 일으키는 것이겠죠. 이렇게까지 정밀한 구조가 모든 여성의 몸속에 갖추어져 있다고 하니 여성의 몸이란 정말로 신비합니다.

배란은 난소에
부담을 준다

최근 들어 임신을 준비하는 여성이 급증하고 있습니다. 스마트폰 앱 정보 사이트인 '루나루나 패밀리'의 조사(2014년 8월)에 따르면 현재 임신 중인 여성의 2명 중에 1명, 육아 중인 여성의 3명 중 1명이 임신 준비를 해서 임신에 성공했다는 보고도 있다고 합니다. 우리들 어머니 세대에는 결혼을 하면 아이가 생기는 것이 당연했을지도 모릅니다.

하지만 지금은 월경 트러블도 많고 특별한 이유 없이 임신이 잘 되지 않는 즉, 아기를 원해도 좀처럼 임신이 되지 않는 그러한 시대가 되었습니다. 그 배경에는 여러 이유가 있습니다만 그중 하나가 여성의 사회 생활에 의한 결혼, 출산의 고령화는 물론 일생 동안 낳는 아이의 수가 감소하여 월경 횟수가 많아진 것도 커다란 영향을 미치고 있습니다.

우리들은 월경 때마다 배란을 당연하게 생각하지만 사실 난자가 들어 있는 난소에는 출구가 없기 때문에 배란 시에는 난소 벽을 허물어야 합니다. 그 구멍이 바늘 구멍 정도로 작기 때문에 큰 출혈이 있는 것은 아닙니다. 하지만 난소 벽이 허물어지면 회복이 필요하기 때문에 월경 횟수가 많은 사람일수록 난소를 혹사시키고 있다고 할 수 있습니다. 또한 나이를 먹을수록 난소 기능도 서서히 쇠퇴합니다. 난소는 자궁의 좌우에 있습니다만 둘 중 가장 좋은 상태의 난자를 배란하도록 되어 있습니다.

★

옛날 여성은 월경 횟수가 적었다!

옛날 여성은 아이가 많았습니다. 증조할머니, 할머니 시대의 이야기를 들어보면 형제가 5명 이상 있는 것이 당연지사고 10명이나 있는 집도 드물지 않았다고 합니다. 게다가 150여 년 전 과거 여성은 현재 여성과 비교해서 초경이 시작되는 나이가 14~15세로 늦었고 결혼 적령기는 18세 정도로, 10대 후반에 벌써 배 속에 아이가 있거나 젖먹이 아이를 안고 있는 상태였습니다. 10대에 이미 결혼을 했기에 20~30대 여성은 임신, 출산을 반복하였고, 일생 중 월경을 하는 횟수는 필연적으로 적었다고 할 수 있겠죠.

월경 횟수가 적다는 것은 배란 횟수도 적다는 것이므로 난소도 건강하고 난자의 질도 좋았을지도 모릅니다. 또한 지금과 달리 전자 제품이나 IT 기기도 없었고 몸을 움직여 일을 했을 것입니다. 밤이 어두워지면 잠을 자고, 아침에 해가 뜨면 일어나 활동하고, 자연에 둘러싸였기에 신경을 자극하는 일도 적고 느긋하게 살아왔을 것입니다. 따라서 자율 신경도 균형적이어서 월경 트러블도 적고 임신도 하기 쉬운 몸이었다고 생각합니다.

임신 준비 중인 분들 중에는 시어머니나 친정 부모님으로부터 '아기 소식은 아직이니?'라는 말을 듣고 상처 받은 분들이 많습니다. 옛날과 환경도 몸도 변하였기 때문에 다른 의미로 아기를 임신하기 어려워졌을지도 모

릅니다. 따라서 자기 자신에게 더욱 주의를 집중하여 살아가는 것이 중요
해졌습니다. 따뜻한 자궁을 의식하면서 생활하면 자연스럽게 몸이 안정
됩니다. 자율 신경의 밸런스가 맞춰지면 월경도 안정되기 시작하여 자궁
본래의 '아기를 임신하고 출산하는 기능'도 회복되어 갑니다.

자율 신경의 불균형을 일으키는
월경 트러블

'월경 주기가 규칙적이지 않아 언제 할지 모르겠어', '월경을 하면 두통과 복통으로 아무것도 하고 싶지 않아', '월경 전부터 짜증이 멈추지 않아!'와 같이 이러한 월경에 관한 트러블을 경험한 사람은 생각보다 많습니다.

앞에서도 설명 드렸습니다만 월경이 미루어지거나 멈춰 버리는 원인 중 하나는 몸의 위기 관리 시스템에 의한 것입니다. 뇌의 사령탑은 언제나 몸을 지켜보고 있습니다. 몸 전체 순환이 나쁠 때에는 생존을 위해 활동해야 하는 장기에 우선적으로 혈액이 순환할 수 있도록 지령을 내리기 때문에 자궁이나 난소에 혈액을 보내는 것이 후순위로 밀려나게 되는 것입니다.

또한 스트레스가 많으면 뇌의 사령탑인 시상하부도 정상적으로 움직이지 않기 때문에 새로운 환경에 친숙해질 때까지 정신적으로 긴장 상태가 계속되며 자율 신경의 밸런스가 깨집니다. 이와 같이 몸도 긴장 상태가 되거나 호르몬 밸런스도 악화되어 월경에 영향을 주는 것이겠죠. 그러한 때에 몸을 쉬게 하거나 기분 좋은 감정을 느끼도록 의식하면 자율 신경의 밸런스가 안정되고 개선되어 갑니다.

그러나 무엇을 해도 통증이 멈추지 않거나 진통제를 먹어도 전혀 좋아지지 않는 경우에는 자궁이 부었거나 난소가 부어서 '초콜릿낭종'*이 생기는 자궁내막증이 의심됩니다. 평소와 다른 증상을 느끼거나 일상생활을 할 수 없을 정도로 힘들 때에는 참지 말고 병원에서 진단을 받으세요.

다음 왼쪽부터는 자주 발생하기 쉬운 월경 트러블에 관해서 들어보도록 하겠습니다. 산부인과에서 진찰을 받는 경우에는 64~65쪽에서 알려 주는 기초체온을 측정하여 지참하면 도움이 됩니다.

---

* **초콜릿낭종** : 자궁에 있어야 할 내막 조직이 자궁 이외 난소, 난관, 골반강 등에 유착돼 생리 시 만성 골반통과 생리통. 성교통 등을 일으키는 질병이 자궁내막증입니다. 자궁내막증이 지속되어 난소에 혹을 형성하기도 하는데 이를 자궁내막종이라고 합니다. 자궁내막종은 안에 검붉은 색의 혈액을 포함하고 있는데 초콜릿색과 비슷하여 초콜릿낭종이라고도 합니다.

월경 시 발생하기 쉬운 트러블

🌸 월경 주기 관련 트러블

정상적인 월경 주기는 21~35일로 그보다 길거나 짧은 경우에는 월경 주기 트러블일 가능성이 있습니다. 다만 월경 리듬이 안정되지 않는 사춘기에는 월경 주기가 안정되지 않는 경우도 자주 있습니다.

빈발 월경 | 월경 주기가 21일 미만으로 짧은 경우 |

월경 주기가 짧은 월경을 말합니다. 월경 시 배란이 일어나지 않는 무배란성 월경인 경우가 많고 그 영향으로 주기가 빨라집니다. 호르몬 밸런스가 불안정한 사춘기에도 자주 나타나나 스트레스나 과도한 다이어트 등도 주요 원인 중 하나입니다. 빈번하게 월경이 나타나기 때문에(간혹 1개월에 2번 하는 경우도 있습니다.) 월경혈이 증가하여 빈혈을 유발하는 경우도 있습니다.

희발 월경 | 월경 주기가 35일 이상 길어지는 경우 |

월경 주기가 긴 월경을 말합니다. 무배란성 월경이나 난소에서 난포를 키우는 데 시간이 걸리는 경우 등이 원인으로 꼽힙니다. 급격한 다이어트나 체중 증가, 과도한 스트레스가 원인인 경우도 있습니다.

속발성 무월경 | 월경 주기를 3회 이상 건너뛰거나 6개월 이상 월경을 하지 않음 |

정상적인 월경 주기를 3회 이상 건너뛰거나 6개월 이상 월경이 없는 경우를 말합니다. 원인으로는 여러 가지가 있으나 심각한 스트레스, 격렬한 운동, 급격한 체중 증감 등이 있습니다. 또한 뇌에서 호르몬 조절이 정상적으로 작동하지 않거나 자궁, 난소 기능에 무언가 문제가 발생한 경우도 있습니다. 원인을 특정하기 위해서도 산부인과에서 진찰을 받아 주세요.

원발성 무월경 | 14세가 지나도 초경이 나타나지 않음 |

이차 성징의 발현 없이 14세까지 초경이 나타나지 않거나 이차 성징의 발현은 있으나 16세까지 초경이 나타나지 않는 경우입니다. 염색체 문제나 자궁의 기형, 난소 기능의 트러블, 질의 벽이 막혀 있는 질 폐쇄증 등이 원인입니다. 산부인과 진찰이 필요합니다.

🌺 월경혈 트러블

월경 시 배출되는 혈액이나 점막 등 자궁 내막을 포함한 출혈을 '월경혈'이라 하며, 일반적으로는 한 달에 1번 월경에서 30~80㎖ 정도의 양이 배출됩니다. 월경혈이 너무 많거나 적은 경우에도 월경이 정상적이지 않다는 신호입니다.

월경 과다 | 월경혈 양이 80㎖ 이상으로 출혈량이 많음 |

1시간 내에 생리대를 교환하지 않으면 월경혈이 새 버릴 정도로 간과 같은 물컹한 혈액 덩어리가 나오는 경우도 있습니다. 자궁근종이나 자궁선근증일 가능성이 있으므로 반드시 산부인과에서 진찰을 받아 주세요.

과소 월경 | 월경혈 양이 20㎖ 이내로 1~2일로 끝남 |

생리대가 필요 없을 정도로 월경혈이 적고, 월경 기간도 1~2일로 끝나 버리는 경우입니다. 무배란성 월경인 경우 월경혈이 적은 경우도 많으므로 과소 월경이 계속되는 경우에는 산부인과에서 진찰을 받아야 합니다.

🌸 몸과 마음의 트러블

월경 시 발생하는 신체적, 정서적 트러블은 다양합니다. 여기에서는 대표적인 증상들을 예로 들어 보았습니다.

월경 곤란증 ㅣ월경 중에 불쾌한 증상이 발생하는 경우ㅣ

복통, 요통, 두통, 나른함, 불면, 설사, 어깨 결림, 부종, 구역질 등 다양한 불쾌 증상이 월경 중에 발생합니다. 그중에는 매번 몸져누울 정도로 심한 생리통으로 고민하고 있는 사람들도 있습니다. 몸을 따뜻하게 하거나 적당히 움직여 주면 증상 완화에 도움이 되는 경우도 있습니다.

기질성 생리통 ㅣ자궁 트러블로 인한 통증이 발생하는 경우ㅣ

자궁근종이나 자궁선근증 등이 있는 경우, 월경 시 격심한 통증을 느끼는 경우가 있습니다. 평소와는 다른 통증이나 일상생활에 지장이 생길 정도의 통증이 있을 때에는 산부인과에서 진찰을 받아 주세요.

월경 전 증후군(PMS) ㅣ월경 전에 불쾌한 증상이 나타남ㅣ

월경이 시작하기 약 3~10일 전부터 불쾌한 증상이 나타나기 시작하며, 월경이 시작하면 그 증상은 사라집니다. 여성 호르몬의 변화로 균형이 깨져 발생되며 복통, 두통, 어깨 결림, 요통, 부종, 설사, 수면 과다, 불면, 수족 냉증, 식욕 증가, 짜증, 우울감 등 증상은 다양합니다.

배란기 출혈 | 배란 시에 출혈이 있음 |

월경과 월경 사이에 2~3일, 소량의 출혈이 나타나는 증상입니다. 배란 시에 일시적으로 호르몬 균형이 깨져 자궁 내막이 조금 떨어지며 출혈이 나타나는 것입니다. 기초체온의 저온기부터 고온기로 변화하는 때에 출혈이 나타나는 경우에는 배란기 출혈일 가능성이 있습니다. 걱정되는 경우에는 산부인과에서 진찰을 받아 주세요.

자기 자신을 알 수 있게 해주는
기초체온

'기초체온'을 측정해 본 적이 있나요? 저는 간호학과 학생 시절, 수업 시간에 처음으로 기초체온을 측정해 본 적이 있습니다. 그 후로는 월경 불순이 있었던 20대 초반과 아이를 갖고 싶어도 임신이 어려웠던 20대 후반에도 측정해 왔습니다. 지금도 월경 주기가 불규칙해지면 기초체온을 측정하여 스스로의 몸 상태를 확인하고 있습니다. 이렇듯 기초체온 측정은 언제든지 간단하게 시작할 수 있습니다.

기초체온이란 일반적으로 측정하는 체온과는 달리 몸의 움직임에 영향을 받지 않는 '기초' '체온'을 말합니다. 여성 호르몬의 변화에 따라 기초체온도 변하기 때문에 기초체온을 측정하면 현재의 몸 상태와 자궁 상태를 알 수 있습니다. 마치, 자신을 알 수 있는 척도라고도 말할 수 있겠죠.

★

기초체온 측정의 장점

기초체온을 측정하는 것을 귀찮다고 생각하는 사람들도 종종 있습니다.

그렇지만 기초체온 측정은 여러 가지 장점이 있습니다. 먼저 '자신의 월경 주기를 파악할 수 있다는 것'입니다. 기초체온은 여성 호르몬의 영향을 받아 저온기와 고온기로 나뉩니다. 그러므로 기초체온의 변화에 따라서 '지금이 배란기구나', '고온기가 2주 정도 지속되니까 이제 곧 월경을 시작하겠지'라고 월경 주기를 예측할 수 있습니다.

또한 월경 트러블 중에는 무배란성 월경이 원인인 경우도 많습니다만 배란이 이루어지지 않으면 체온이 저온기와 고온기로 나뉘지 않기 때문에 '배란이 이루어진 월경인지'를 알 수 있습니다. 그리고 월경 주기를 파악할 수 있다는 것은 '임신이 되기 쉬운 시기를 짐작할 수 있다'는 것과도 연관이 있습니다. 월경이 끝나고 배란이 이루어지기까지인 저온기 기간은 가장 임신이 되기 쉬운 시기이므로 그 기간을 염두에 두면서 지낼 수 있습니다. 다만 어디까지나 짐작입니다.

배란 후 고온기가 16일 이상 지속될 경우에는 임신일 가능성이 있습니다. 따라서 임신 가능성을 거의 알아채지 못하는 임신 초기에 임신 여부를 발견할 수 있습니다.

그뿐만이 아니라, '체온 변화를 감지하기 쉽다'는 이점도 있습니다. 기초체온을 꾸준히 측정하다 보면 자신의 체온 변화를 수치로 알 수 있으므로 조기에 '오늘은 체온이 평소와는 다르네', '체온이 계속 떨어지고 있어'라고 체온 변화에 민감해져 몸 상태를 관리하는 데 도움이 됩니다.

마지막으로 뭐니 뭐니 해도 가장 큰 장점은 '자기 자신의 소중함을 깨달을 수 있다'는 점입니다. 기초체온을 측정하는 것은 자신의 몸, 특히 자궁 상태와 직면하는 것이기도 합니다. 그렇다면 자연스럽게 자궁을 따뜻하게 유지하는 온화한 생활 방식을 취하게 되겠죠. 자신을 사랑하고 자기답게 살아가는 '자기애'도 싹틀 것입니다.

Plus tip!

나만의 기초체온 일기장을 만들어 봐요!

노트 등에 오른쪽 65쪽과 같이 기초체온표를 작성하여 체크해 보세요. 시중에 판매되고 있는 것이나 스마트폰 앱을 사용하셔도 무방합니다. 약 3개월간 체크해 보면 자신의 기초체온 리듬을 파악할 수 있습니다.

🌸 기입 항목

ㅣ **매일 측정한 체온** ㅣ 아침에 일어나 이불에서 나오기 전 안정된 상태에서 기초체온을 측정합니다. 누운 상태에서 손을 뻗으면 닿을 수 있는 머리맡이나 침대 곁에 체온계를 놓아 둡니다. 그리고 혀 밑 가장 안쪽에 체온계 끝부분을 넣어 측정합니다. 측정 시에는 매일 같은 위치로 측정해야 합니다.

ㅣ **월경 주기** ㅣ 월경을 시작한 날을 1일째로 하여 월경 주기 일수를 기입하고 다음 월경이 시작되면 그날을 다시 1일째로 합니다.

ㅣ **월경혈 양** ㅣ 월경혈 양의 변화를 막대 그래프로 기록합니다.

ㅣ **메모** ㅣ 월경혈의 상태(색, 끈적거림 등), 냉의 여부와 상태, 몸 상태(짜증, 상쾌, 나른, 복통, 두통 등), 복용하고 있는 약 등 몸과 마음의 작은 변화를 자유롭게 적어 보세요. 또한 '과음', '야근으로 녹초', '애인과 데이트', '옷을 얇게 입어 몸이 참', '차가운 차를 많이 마심', '스트레스로 폭식' 등 몸 상태에 영향을 줄 수 있는 일들도 적어 주세요.

* 여성용(부인용) 체온계를 선택하는 방법
미세한 체온 변화를 측정하기 위해 눈금이 세밀하게 새겨진 '여성용 체온계'를 사용합니다. 10초면 측정을 완료하거나 스마트폰 앱과 연동하여 기록할 수 있는 것, 체온계의 작은 액정 화면에 기초체온을 자동적으로 기록해 주는 것, 취침 전 옷 사이에 끼워 두면 자동적으로 체온을 측정해 주는 것 등 다양한 종류가 있습니다. 자신에게 맞는 여성용 체온계를 선택해 보세요.

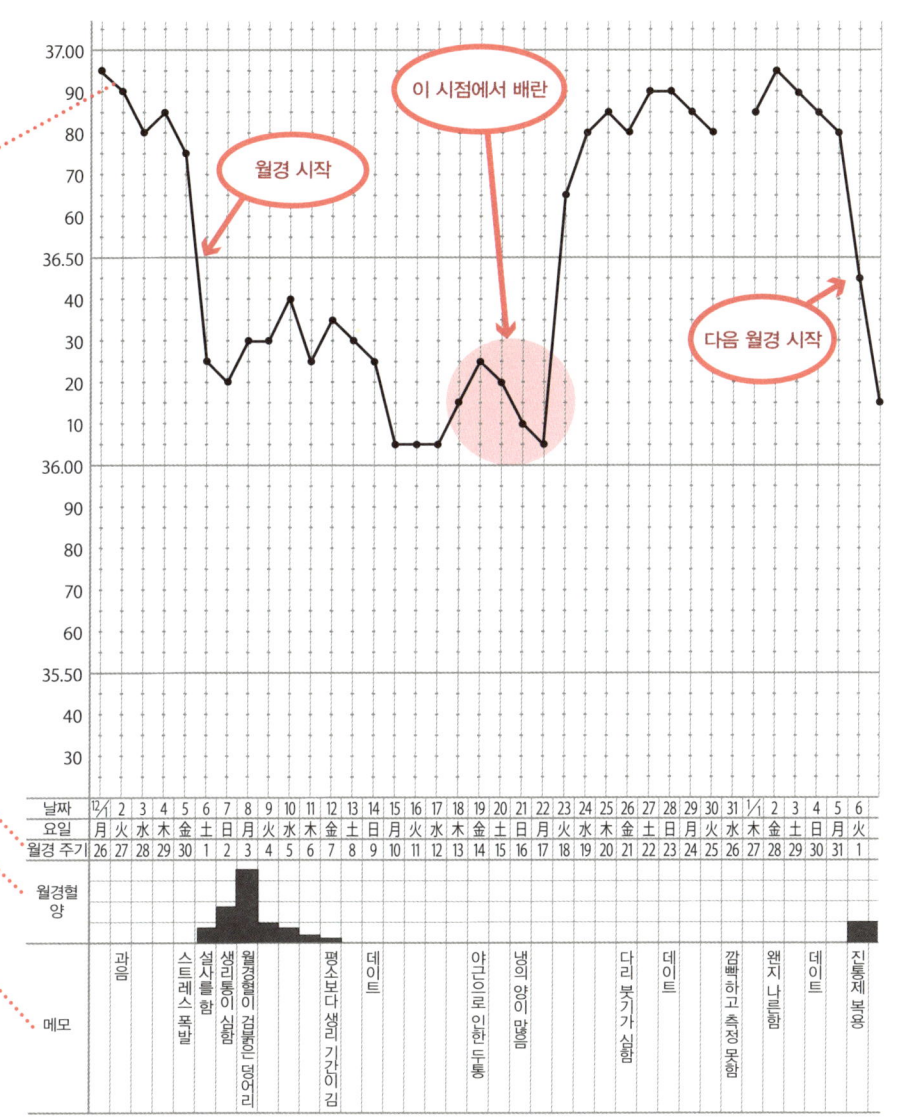

월경혈은 몸과 마음의 상태를
알려 주는 생활 통지표

생리대를 교환할 때 월경혈을 자세히 관찰해 본 적이 있나요? 월경혈은 월경이 나타나기까지의 기간 동안 당신이 어떠한 생활을 보내왔는지를 알려 주는 생활 통지표입니다. 예를 들면, 고기를 많이 먹으면 월경혈 냄새가 심해지거나 감정 기복으로 인해 몸과 마음이 차가워지면서 끈적거리는 덩어리와 같은 혈액이 나오기도 합니다.

따라서 매번 월경혈을 잘 관찰해 보세요. 자신의 월경혈 상태를 파악하다 보면 평소와는 다른 변화를 감지할 수 있습니다. 여러 증상이 중복하여 발생하는 경우도 있기 때문에 모든 경우에 다 적용된다고는 할 수 없으나 월경혈을 관찰할 때 도움이 될 것입니다.

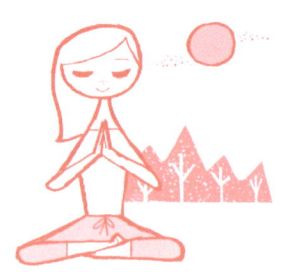

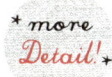

월경혈에 따른 건강 상태 확인

월경혈 상태	몸 상태 & 개선 방법
어두운 붉은색 (평소 월경혈보다 조금 진한 색)	기 순환이 좋지 않은 상태로 심호흡을 해서 스트레스를 발산할 수 있도록 유의합니다.
옅은 붉은색으로 끈적거리지 않음	혈액이 부족한 것으로 혈액을 보충하는 식자재를 의식하면서 섭취합시다.
핑크색의 점도가 낮은 액체가 물처럼 줄줄 나옴	만성적으로 기가 부족하고 쉽게 피곤해지고, 위장도 좋지 않은 상태로 몸을 따뜻하게 하거나 위장 기능을 높여 주는 식자재를 섭취하여 신진대사를 높입니다.
칙칙한 검붉은 색으로 점도가 있음. 생간과 같은 덩어리	추위나 스트레스 등으로 혈액 순환이 잘 이루어지지 않고 몸이 차가운 상태입니다. 몸을 따뜻하게 만들기 위한 노력을 합시다.
검은색에 가까운 붉은색으로 큰 덩어리가 나옴	상당한 냉증으로 냉증이 심해지면 생리통, 어깨 결림, 두통과 같은 증상이 나타납니다. 하반신 중심의 족욕 등으로 몸을 따뜻하게 합시다.
산뜻한 붉은색이지만 진하고 점도가 있음	몸 안에 열이 가득 차 있습니다. 운동을 하여 열을 발산하거나 적당히 열을 식힐 수 있는 식자재(오이, 가지, 감 등)를 섭취합시다.

*월경혈 상태 관찰은 양이 가장 많은 2~3일째 월경혈의 색을 기준으로 판단하면 됩니다.

여성의 아름다움은
월경에 의해 만들어진다

우리들 몸속에 있는 장기는 무엇 하나도 쓸모없는 것이 없습니다. 뇌는 전신에 치밀한 지령을 보내기 위해서, 심장은 전신에 혈액을 보내기 위해서, 간은 영양 물질 대사나 몸에 들어온 유해 물질을 해독하기 위해서 등 각자의 역할을 다하고 있습니다.

그렇다면 자궁의 어떠한 역할은 무엇일까요? '자(子)'의 '궁(宮)'이라는 이름에서도 명백히 알 수 있듯이 새로운 생명을 잉태하고 키우는 역할을 하고 있습니다. 다만, 그 역할을 완수할지, 하지 않을지는 자유이며 낳을지, 낳지 않을지 선택은 자기 자신에게 맡겨집니다. 그렇다면 아기를 낳지 않는다면 자궁은 존재하는 의미가 없는 걸까요?

그러한 것은 결코 아닙니다. 출산하지 않아도 월경 자체로 사람다운 몸이 만들어지고 건강을 지키기 위한 호르몬 밸런스가 맞춰집니다. 특히, 월경을 일으키는 난소에서 분비되는 에스트로겐과 프로게스테론이라는 호르몬은 둥그스름한 여성스러운 체형을 만들고 아름다운 피부를 유지시키고 뼈나 혈관을 단단하게 만들어 콜레스테롤 증가를 억제하는 등 여성의 젊음과 아름다움, 건강한 몸을 만들기 위해서는 필수 불가결한 것입니다.

그 외에도 월경은 디톡스 역할도 담당하고 있습니다. 혈액과 함께 체내에 불필요한 것들을 배출하는 활동도 한다고 전해지고 있으며 한 달에 한 번 체내를 정화합니다. 남성보다도 여성이 약 10년 정도 평균 수명이 긴 것은 월경에 따른 디톡스 효과에 의한 것이라는 설이 있을 정도입니다.

이렇듯 월경은 우리들 여성에게는 없어서는 안될, 굉장한 역할을 하고 있습니다. 그렇게 생각하면 매달 있는 월경이 즐거움으로 다가오지 않나요? 자궁을 따뜻하게 만들어서 월경 주기를 안정시키고 아름답고 건강한 몸을 만드는 것을 목표로 해주세요.

여성은
7배수의 나이마다 변화를 맞이한다

'35세쯤부터 피부에 탄력이 없어졌어요', '40세가 지나면서 급격히 체력이 떨어진 것 같아요' 등 많은 여성들이 생애 중 일정 시기에 신체 활동의 쇠퇴를 느끼는 것은 결코 우연이 아닙니다. 여성의 몸은 7년마다 변화하기 때문입니다. 이것은 중국 최고의 의학서 『황제내경』에 적혀 있으며 실제로 7배수에 해당하는 해는 호르몬 변화와 동반하여 여러 전환기를 맞이하는 해이기도 합니다. 예를 들면 7세에는 유치가 영구치로 바뀌고 머리카락 양도 늘어나는 시기입니다. 그리고 14세쯤에는 초경이 나타나고 (현재 일본의 초경 시작 평균 연령은 12세이며, 한국의 초경 시작 연령도 11.98세입니다.), 몸이 둥그스름한 체형으로 변화되는 등 이차 성징이라고 불리는 신체 변화가 현저하게 나타나는 시기이기도 합니다.

21세 경에는 월경이 반복되면서 몸이 안정되고, 여성으로서 몸이 성숙해지는 시기를 맞이하게 됩니다. 마치 신선한 과일이 반짝반짝 빛나는 듯한 느낌입니다. 28세쯤에는 여성 호르몬이 최고조로 달해 여성으로서 성숙하고 아기를 임신할 수 있는 최적인 시기입니다. 가장 임신이 되기 쉽고 자궁도 생명을 받아들일 수 있는 몸으로 준비되어 갑니다.

35세에는 조금씩 호르몬이 감소되어 갑니다. 저도 35세부터 몸의 피로가 풀리지 않고 조금씩 기미가 생기기 시작했습니다. 신체적인 변화가 나타남과 동시에 부인과 질환이 증가하는 시기이기도 합니다.

42~49세 동안의 이 7년간은 호르몬의 저하로 인하여 갱년기 증상이 나타나는 시기입니다. 현재 일본의 폐경 연령은 50세(한국의 경우 만 49~50세)라고 일컬어지고 있으나 42세부터 폐경으로 진행되어 가는 과정에서 월경 리듬의 변조, 월경혈의 변화, 성욕의 변화, 피부의 노화, 흰머리가 나는 등 신체의 변화를 감지하게 됩니다.

여성의 골반은
월경에 의해 열린다

아침에 눈을 떴을 때부터 의욕이 넘치고 아무거나 입어도 맵시 있어 보이는 날도 있지만 왠지 기분이 다운되고 아무리 멋을 부려도 뭔가 부족하고 몸이 부해 보이는 날도 있지 않은가요? 그건 월경 리듬에 맞추어 골반이 열리거나 닫히기 때문일지도 모릅니다. 여기서, 먼저 여성의 골반에 대해서 조금 알아보도록 하겠습니다.

여성의 골반은 75쪽의 그림과 같이 커다란 뼈로 이루어져 있습니다. 성인 여성의 골반은 장골(엉덩뼈, Ilium), 치골(두덩뼈, Pubis), 좌골(궁둥뼈, Ischium)이 3개의 뼈가 합쳐져 하나의 뼈로 되어 있으며 천골(엉치뼈)과 장골(엉덩뼈) 사이의 관절(천장관절)의 움직임에 의해 골반은 열리고 닫힙니다.
골반은 신체의 중심으로 소중한 자궁 등의 장기를 보호하고 있는 커다란 뼈 그릇입니다. 그 골반이 월경에 맞추어 열리고 닫히는 것입니다. 커다란 뼈인 골반이 열리고 닫히는 것은 마치 호흡하는 것처럼 다음 페이지의

4단계의 동작을 통해 반복하는 것입니다. 골반의 개폐가 순조로우면 혈액 순환도 좋아지기 때문에 월경이 편안하고 순조로워집니다. 반대로 골반의 개폐가 순조롭지 않으면 혈액 순환이 나빠지고 정체되기 때문에 월경이 힘들어집니다. 요통이나 두통의 원인이 되거나 월경혈이 계속 이어지는 등의 영향이 발생하기도 합니다.

1. 월경이 시작되면 월경혈을 배출하기 위해 골반은 가장 크게 열린다.
2. 월경이 끝나면 배란을 위해 골반이 닫힌다.
3. 배란 시 골반은 꽉 닫힌다.
4. 배란에서 월경으로 진행되면서 서서히 골반이 열린다.

골반의 개폐는 월경뿐만이 아니라 달이 차고 이지러지는(기우는) 것과도 관계가 있습니다. 원래 월경과 달이 차고 이지러지는(기우는) 주기는 같고, 매우 깊은 관계가 있습니다. 이에 대해서는 뒤에서 다시 자세히 설명하겠습니다.

보름달은 달이 가장 차는 시기이면서, 몸이 가장 차는 시기이기도 하므로 골반이 모두 열려 월경이 시작되고, 달이 이지러지는(기우는) 주기에 맞춰 골반도 닫히면서 초승달에서 최고조로 골반이 닫히며, 배란이 일어납니다. 그리고 다시 달이 차면서 골반이 열려가는 것입니다. 이와 같이 달의 참과 이지러짐에 따라 월경이 올 때 쾌적한 월경 순환 주기(사이클)가 됩니다.

그 외에도 골반은 사계절에 따라서도 변화합니다. 건조한 겨울에서 기온이 상승하는 봄에 걸쳐서 골반이 열리기 시작하여 기온이 가장 높은 여름에 골반은 느슨하게 열립니다. 가을에 건조해지면 골반도 서서히 닫히기 시작하고 가장 건조한 겨울에 골반은 가장 닫힙니다. 게다가, 골반 움직임에 맞추어 두개골도 연동하여 느슨하게 닫히기도 하므로 그 영향으로 두통이 발생하는 사람도 있습니다. 이와 같이 우리들의 몸은 의식하지 못하는 사이에, 월경 사이클처럼 자연(계절이나 달이 차고 이지러짐 등)과 항상 연관되어 존재합니다.

부디 월경을 의식하면서 생활해 보세요. 그것은 신체의 목소리를 듣는 것과도 직결됩니다. 골반이 열리는 월경 시기는 여유 있게 보내고 골반이 닫히는 배란 시기는 능동적으로 활동하는 것처럼, 신체가 원하는 행동을 취하면 자궁도 편안해집니다.

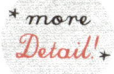

골반 구조

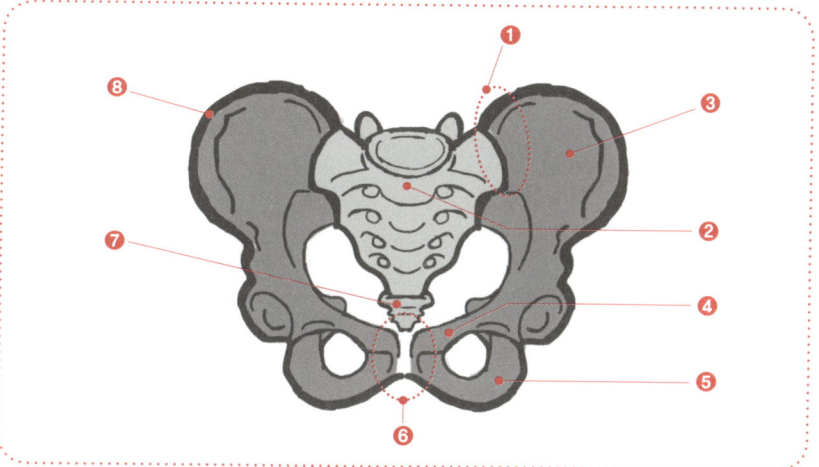

❶ 천장관절　관절이 열리거나 닫히면서 골반의 개폐에 관계합니다.

❷ 천골(엉치뼈)　좌우 장골 사이에 끼어 있는 엉덩이 한가운데에 있는 뼈로 형태는 역삼
각형입니다. 골반 전체를 따뜻하게 할 때에는 천골에 핫팩이나 보온 물
주머니(탕파) 등의 따뜻한 물건을 대고 있으면 효과적입니다.

❸ 장골(엉덩뼈)　좌우에 있는 나비 날개와 같은 형태의 뼈로 그 속에는 장, 자궁, 난소,
방광 등과 같은 내장이 자리 잡고 있습니다.

❹ 치골(두덩뼈)　장골의 아래, 앞부분에 위치한 뼈로 좌우로 나뉘어져 있습니다.

❺ 좌골(궁둥뼈)　장골 아래에 있는 뼈로 의자에 앉으면 닿는 부분입니다.

❻ 치골결합　좌우에 치골이 결합하는 곳으로 연골로 되어 있습니다. 출산 시에 아기
가 통과하기 쉽도록 느슨해집니다.

❼ 미골(꼬리뼈)　척주의 가장 아래쪽에 있는 뾰족한 뼈입니다.

❽ 장골능　장골 위의 가장자리에서 곡선을 그리고 있는 부분입니다.

월경은 달이 차고 이지러지는 것과
깊은 관계를 가진다

우리들은 보통 월경을 '생리'라고 부릅니다. '생리'라는 단어는 생리 현상 (생물체에게 동일하게 작동하는 기능이나 현상)이라는 단어에서 생겨났을지도 모릅니다. 그러나 본래 '월경'은 달이 차고 이지러지는 것과 깊은 관계가 있기 때문에 '월경'이라는 명칭이 붙여졌다고 생각됩니다.

일본 헤이안시대(平安時代, 794~1185년)에 만들어진 사전 『화명류취초(와묘루이주쇼, 和名類聚抄)』에 '월수(月水)'라는 단어가 실려 있는데, 그 내용을 짐작하여 보면 '월경'을 나타내는 단어라는 걸 알 수 있습니다. 또한 같은 헤이안시대의 『의심방(이신보, 醫心方)』이라는 의학서에는 '월대(月帶)'라고 적고 '더럽혀진 천'이라고 읽는 여성용 들보(지금의 생리대)에 대해서 처음으로 기술되었다고 합니다.

저는 세미나에서 항상 달이 차고 이지러지는 것과 월경의 관계에 관해서 이야기하고 있습니다. 달이 차고 이지러지는 것과 인간의 생체 리듬은 불가사의한 관계가 있기 때문입니다. 예를 들면 29.5일의 주기로 차고 이지러지는 달의 사이클은 월경 주기와 거의 같습니다. 달의 인력은 지구 해면에 조석 현상(밀물과 썰물)을 발생시키는데, 몸의 대략 60~70%가 수분으로 이루어져 있는 우리들 인간에게 있어서도 많든 적든 어느 정도 영향을 미치고 있다고 생각됩니다.

본래 남성보다도 여성이 체내에 수분이 많은 데다가 임산부는 양수 등으로 특히 수분이 증가한 만큼 보름달이나 초승달처럼 달의 인력을 받는 시기에 출산이 많을지도 모르겠습니다.

그 외에도 파도 횟수는 1분에 약 18회(바람이나 그날의 날씨에 따라 다르지만 일반적인 횟수)로 18회의 2배수인 36은 일반적으로 인간의 체온과 유사하며, 36의 2배수 72는 일반적으로 인간의 맥박 수이며, 72의 2배수인 144는 조금 높지만 인간의 혈압에 가까운 수치로 144의 2배수 288은 일반적으로 아기가 배 속에 있는 날수라고 합니다. 이렇듯, 자연과 인간은 굉장히 깊은 관계를 갖는다고 할 수 있습니다.

★

월경 중인 여성은 대지와 연결되어 있다!

일본에서는 메이지 5년(明治 5, 1872년)까지 달이 차고 이지러지는 것을 이용한 달력인 '음력'을 사용했습니다. 달이 차고 이지러지는 것을 통해 자연의 변화를 감지했던 일본의 여성들은 달의 변화를 바라보면서 '이제 곧 월경이 시작되겠네'라고 이해했을지도 모릅니다.

또한 미국 원주민들 사이에서는 월경 중인 여성은 대지와 연결되어 있는 상태라고 전해져 왔습니다. 월경 중인 여성은 정화 작용이 대단히 강한 신성한 존재로 여겨져 가사일 등도 시키지 않고 쉴 수 있도록 하는 전통이 있었다고 합니다.

한편, 일본에서는 제2차 세계 대전 전까지 월경 중인 여성을 '부정(不淨)' 하다고 여겨 에도시대(江戶時代, 1603~1868년)에는 월경 시 가사일 등을 시키지 않고, 접촉을 피하려 '월경 오두막집'이라는 오두막집에 격리하여 생활했던 지역도 있었다고 합니다.

월경을 부정한 것으로 여겼던 것은 어쩌면 여성의 위대한 힘을 봉인하기 위해서일지도 모릅니다. 월경은 '작은 출산'이라고 부를 정도로 여성에게 있어서 신성한 것으로 많은 에너지를 사용하는 소중한 생리 현상 중 하나 입니다. 그 월경을 '부정'하다고 여기며, 여성 본래의 창조적인 에너지에 덮개를 덮고 남성의 힘으로 압력을 행사했던 것은 아닐까 생각됩니다.

월경에 얽힌 설은 다양합니다만 어느 쪽이든 자연과 연결된 커다란 힘을 내포하고 있는 것에는 틀림없습니다. 월경에는 힘이 있습니다. 이것을 염두에 두고 자연을 느끼면서 살아갑시다. 당신의 잠자고 있던 잠재 능력이 더욱 꽃필 것입니다.

Q. 불규칙적인 업무로 인해 기초체온을 측정하기가 어렵습니다.

근무 특성에 따라서 자는 시간이 불규칙한 분도 있을 것입니다. 이럴 경우, 4시간 이상 연속으로 수면을 취한 후 일어난 직후의 체온을 '기초체온'이라고 할 수도 있습니다. 다만 매일 같은 시간에 측정하는 기초체온과는 차이가 생길 수 있으므로 불규칙한 날은 기초체온표에 취침 시간, 기상 시간을 기입해 둡시다. 만약 불규칙한 날이 적을 경우에는 일부러 측정하지 않는 것이 전체 현상을 파악할 수 있습니다. 완벽함을 추구하기보다는 자신의 생활 리듬을 재검토하여 몸 상태를 알 수 있는 척도로 활용해 주세요.

Q. 안전한 날에는 피임 없이 성관계를 해도 괜찮나요?

옛날에는 기초체온을 측정해서 임신이 어려운 안전한 시기에 성관계를 하는 것을 피임 방법이라고 여겨왔으나 지금은 피임 확률이 낮다고 말씀드릴 수밖에 없습니다. 배란이 반드시 주기에 맞춰 한다고는 할 수 없기 때문입니다. 월경 중에도 배란을 하는 경우도 있으며 '성교시배란'이라고 해서 성관계를 하고 있을 때 배란이 일어나는 경우도 있다고 합니다. '자손을 남기고자 하는' 인간의 본능이 발생시키는 신비적인 구조는 통념과는 다르다는 것이 현실입니다.

피임이나 임신 조절을 목적으로 할 경우에는 기초체온을 측정 방법은 물론 동시에 별도의 피임법을 함께 사용하거나, 경구 피임약을 복용하거나, 자궁 내 피임 기구(IUS · IUD)를 고민해 보는 것을 추천합니다. 또한 피임은 물론 성감염성 질환 예방을 위해서도 콘돔을 사용합시다.

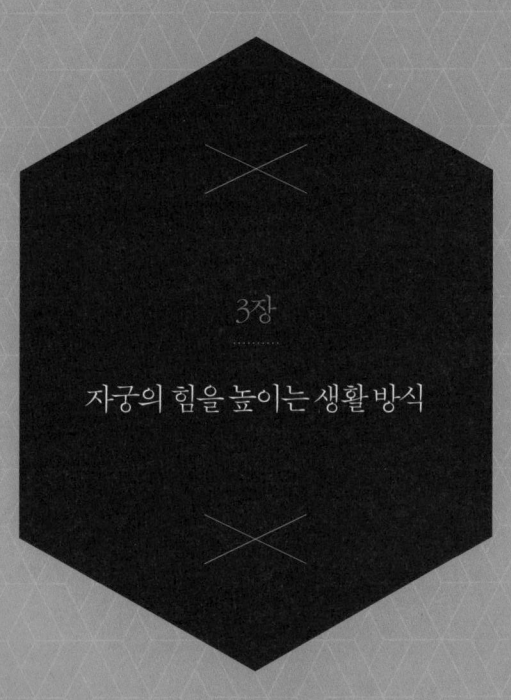

3장

자궁의 힘을 높이는 생활 방식

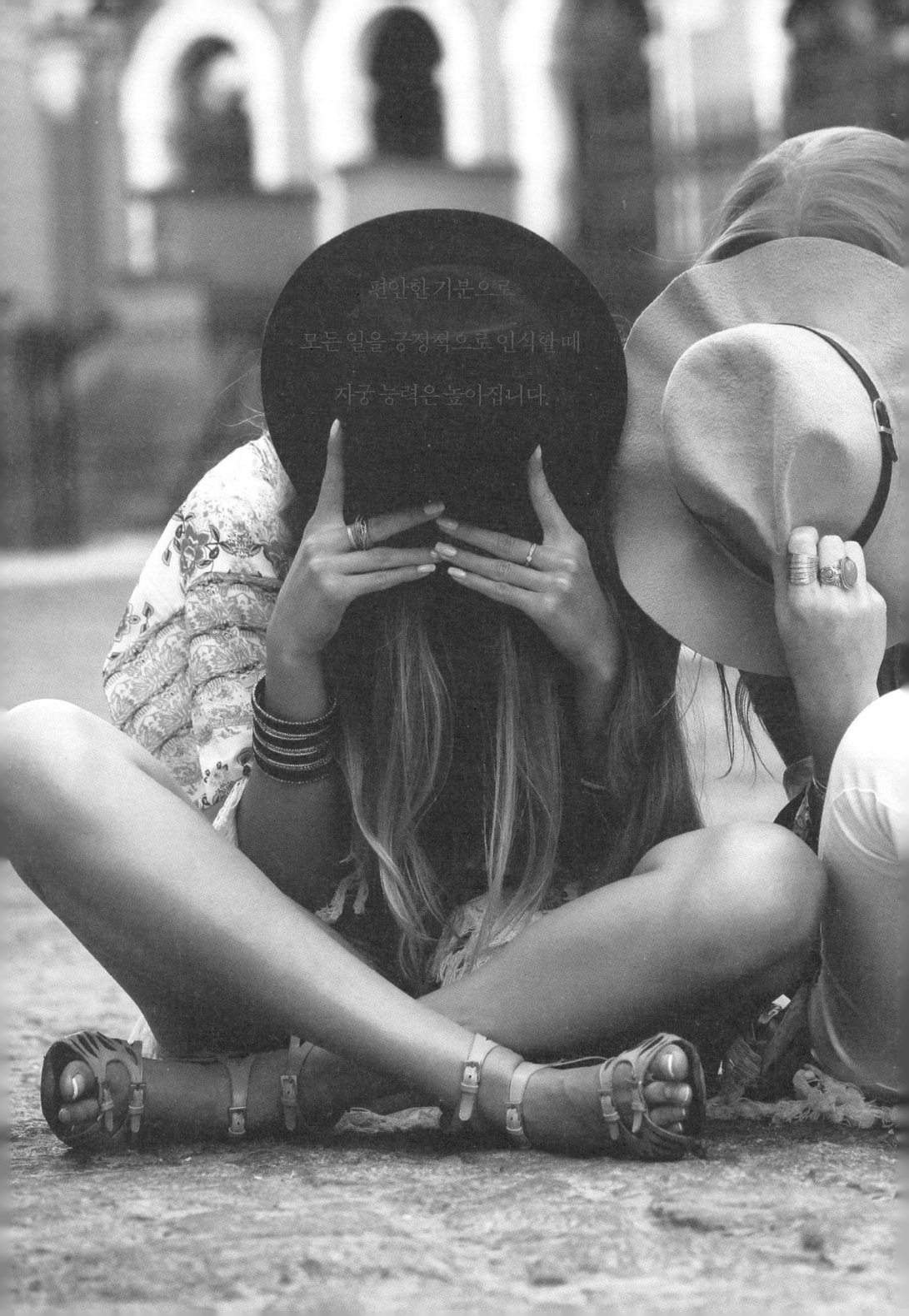

편안한 기분으로

모든 일을 긍정적으로 인식할 때

자궁 능력은 높아집니다.

자궁의
뛰어난 적응력

지금까지 자궁의 기능에 대해서 설명해 왔습니다. 자궁의 기능이 아닌 실체에 대해 알고 있나요? 성인 여성의 경우, 자궁은 달걀(세로 길이가 6~8cm, 폭이 4~5cm 정도) 크기 정도로 자궁 좌우에는 메추리 알 크기 정도의 난자의 방인 '난소'가, 그 위에는 좌우로 손을 펼친 듯한 모양의 '나팔관(난관, 자궁관)'이 뻗어 있습니다.

자궁은 '평활근(민무늬근)'이라는 근육으로 이루어져 있으며, 자궁 내벽은 1~2cm 두께로 안쪽은 가로로 주름진 상태입니다. 손과 발 등을 단련시키는 다른 근육과 달리 평활근은 무의식 중에 움직이는 근육입니다. 심장 등이 이와 같은 근육으로 만들어져 있으며 건강한 상태라면 자궁은 고운 핑크 빛을 띠고 반짝반짝 빛이 납니다.

자궁이 위치하는 장소는 치골(두덩뼈)의 뒤쪽 부근이며 아랫배의 정중앙 부근입니다.

아기가 머무르는 생명의 거처인 자궁은 골반에 둘러싸여 여러 외부의 충

격으로부터 보호받고 있습니다. 자궁의 크기를 알면 '의외로 생각보다 작
네'라고 생각하는 분들도 많을 것 같네요. 그렇지만 자궁은 아기를 임신
하면 놀라운 신축성을 발휘합니다. 자궁은 평소에는 세로 길이가 6~8cm
정도에 불과하지만 최대 30cm 정도까지 늘어납니다. 임신 중 자궁 안의
면적은 보통 때보다 2000배 이상 커지고, 임신 전에는 50g 정도인 자궁
의 무게는 1kg까지 증가하는 등 놀라운 정도로 변화합니다.

또한 자궁 입구인 자궁구는 질 안쪽에 자리 잡고 있으며, 평소에는 몇
mm 정도만 열려 있지만 출산 시에는 10cm까지 늘어나며 아기가 나오는
길을 열어 줍니다. 인체의 다른 어떤 장기도 이렇게까지 변화하는 장기는
없습니다.

게다가 앞선 1장, 2장에서 설명한 대로 감정을 받아들이는 역할을 다 하
는 한편, 월경을 통해서 매달 자궁 내막을 제거하고 폐경 때까지 자궁을
정화시킵니다. 다양한 역할을 하는 자궁은 마치 기적의 장기라고도 할 수
있습니다!

more Detail!

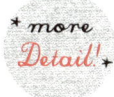

여성 생식기의 위치

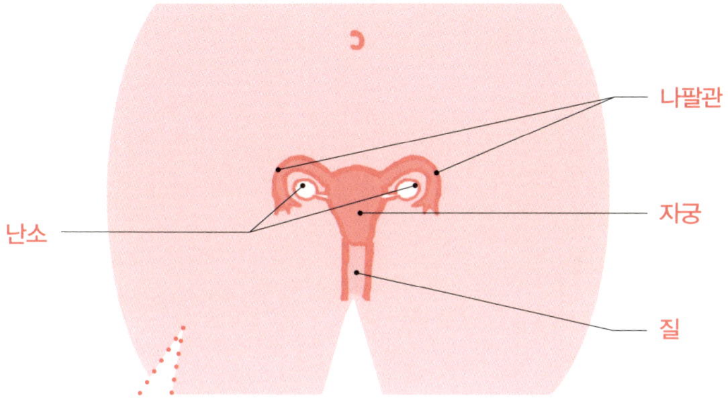
나팔관
자궁
난소
질

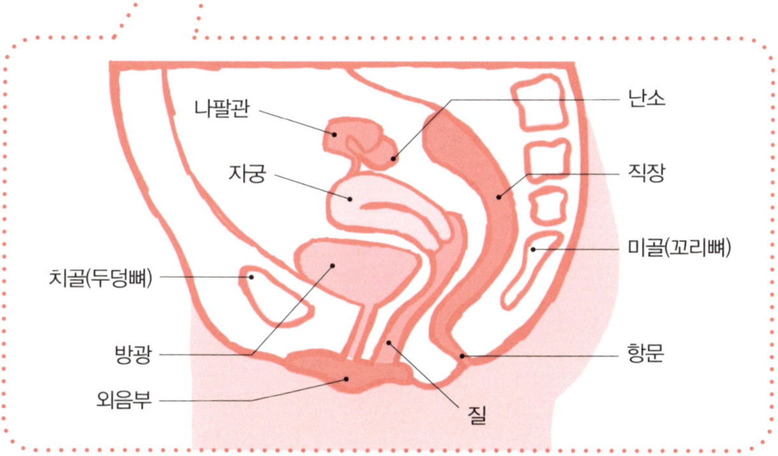
나팔관
난소
자궁
직장
미골(꼬리뼈)
치골(두덩뼈)
방광
항문
외음부
질

※자궁은 앞쪽인 배 쪽에서도 뒤쪽인 등 쪽에서도 같은 거리인 몸의 정중앙 부근에 위치합니다.

수정까지의 여정은
기적의 연속

'임신은 간단히 되는 것'이라고 생각하는 분들이 많을지도 모릅니다. 그러나 생명 탄생의 근원인 임신은 정말로 대단히 기적적인 일입니다. 먼저 수정이 일어나는 근원인 난자에 대해서 이야기하도록 하겠습니다. 의외라고 생각할 수도 있습니다만 난자를 가장 많이 가지고 있는 시기는 태아기, 즉 당신이 엄마 배 속에 들어 있을 때입니다. 그때부터 점점 감소하여, 최고조일 때 700만 개나 있었던 난자는 출생과 동시에 100만 개가 됩니다. 그 후에도 매일같이 감소하여 사춘기를 맞이할 쯤에는 20~30만 개로 감소하게 됩니다.

배란 총선거에서 1위를 획득한
난자만이 배란에 성공한다

월경 때마다 단 1개의 난자만이 배란되지만 실상 매달 100개 정도의 난자 후보생이 함께 성장합니다. 그 100개 중에 단 몇 개만이 성숙 난포로 성장하며 또 그중에서 오직 1개가 간신히 배란됩니다. 배란 총선거에서 1위에 오른 난자만이 난소 밖으로 벗어날 기회를 얻는 것입니다.

다음 89쪽의 그림에서는 나팔관이 조금 두껍게 보일 수도 있겠지만 실제로는 나팔관 안 지름은 파스타 면과 같은 두께로 머리카락 정도로 얇습니다. 매우 좁다는 것을 알 수 있겠죠!

이 나팔관은 말미잘과 같이 상하좌우로 자유롭게 움직이면서 배란된 난자를 포착합니다. 이 포착하는 힘이 상당해서 왼쪽 난소에서 배란한 난자를 오른쪽 나팔관이 잡기도 하는 등 신공에 가까운 모습을 보여 주기도 합니다.

수정이 이루어지기 위해서 무엇보다 중요한 것은 타이밍입니다. 나팔관이 난자를 포착하는 시기와 난자가 정자를 만나는 순간, 이 모든 것은 24시간 이내에 이루어지기 때문입니다.

정자는 질 안으로 진입하면 몇 십 분에서 몇 시간 사이에 난자와 정자의 만남의 터널인 나팔관 '팽대부'에 도착합니다. 질 안으로 잠입한 정자의 수명은 수정 후 3일 정도(기간은 여러 설이 있습니다.)이지만 난자는 배란된 이후 최대 24시간(12시간, 6시간, 1시간 이내 등의 설도 있습니다.) 밖에 생존할 수 없습니다. 따라서 한 달 중 수정이 될 수 있는 시간은 극히 짧은 시간으로 제한됩니다.

★

가혹한 경쟁을 뛰어 넘어 난자에 도달하는 정자

정자의 경쟁 역시 난자만큼 가혹합니다. 여기서 정자를 한 남성이라고 가정합시다. 약 1억 5000만 명(1회 사정으로 배출되는 정자 수)이나 되는 그들(정자들)은 '사랑하는 난자'까지 일제히 맹렬하게 돌진합니다. 그곳에는 뛰어넘어야 할 난관이 수없이 기다리고 있습니다. 먼저 질 속의 환경입니다. 질 속은 정자가 생존하기 어려운 '산성' 상태입니다. 산성의 그곳을 지나면 제2 관문인 '자궁 경관'이라는 좁은 자궁 입구를 재빨리 빠져나가야 합니다. 게다가 여성의 면역계의 공격도 받게 됩니다. 외부에서 들어온 정자를 침입자 즉 '병원균'으로 인식하기 때문에 백혈구를 보내 공격하기 때문입니다.

이런저런 난관을 극복하고 무사히 자궁 속에 도착한 정자들은 나팔관을 타고 만남의 터널인 나팔관 팽대부를 향해 전진합니다. 다만 나팔관은 좌우에 있으므로 배란된 난자를 포착한 나팔관 쪽으로 가지 않으면 난자와 만날 수 없습니다.

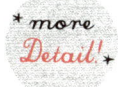 난자와 정자, 수정의 과정

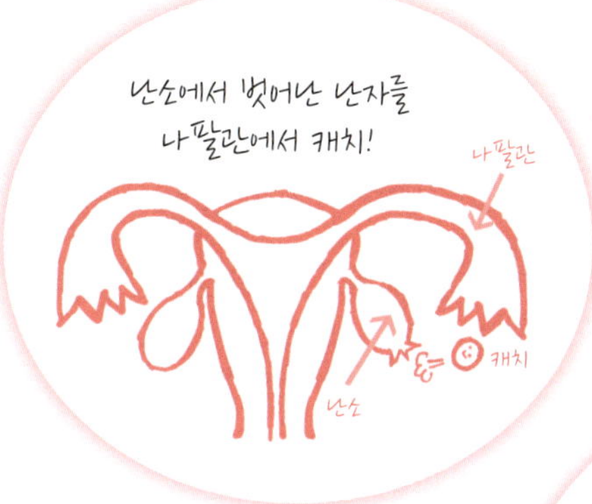

난소에서 벗어난 난자를
나팔관에서 캐치!

나팔관

캐치

난소

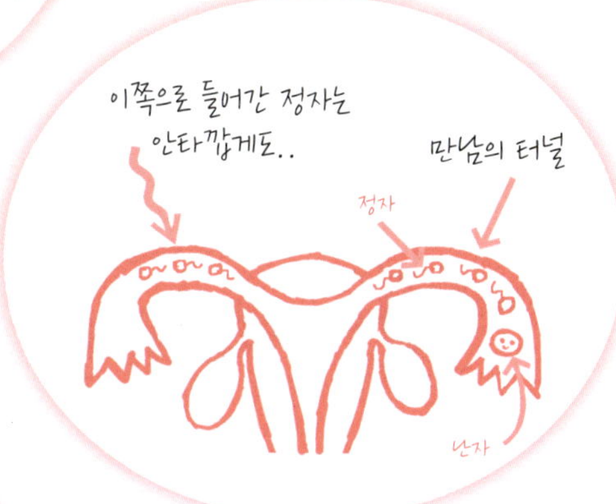

이쪽으로 들어간 정자는
안타깝게도..

만남의 터널

정자

난자

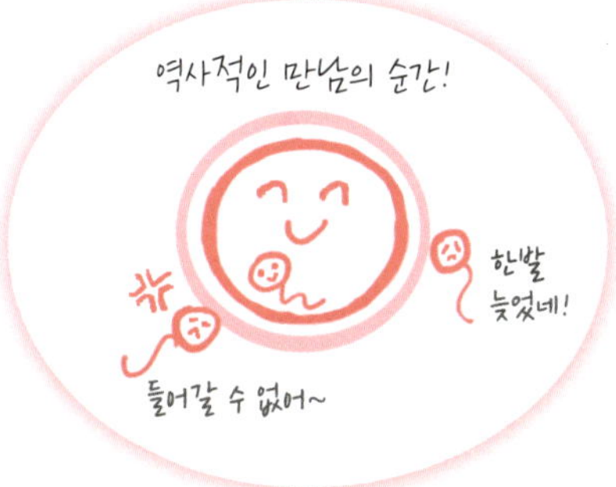

역사적인 만남의 순간!

한발
늦었네!

들어갈 수 없어~

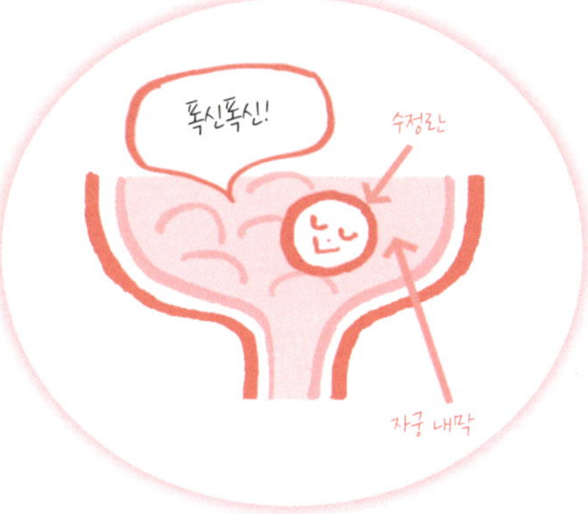

폭신폭신!

수정란

난

자궁 내막

89

이렇게 해서 난자가 기다리는 만남의 터널에 정자의 정예 부대가 도착하지만 난자와 함께할 수 있는 것은 오직 단 하나의 정자에 불과합니다. 가장 먼저 도착한 정자만이 난자와 함께할 수 있으며 당당하게 수정란이 됩니다. 그리고 수정이 이루어지면 순식간에 수정란의 막이 변모하여 다른 정자가 들어올 수 없게 됩니다.

그 만남 후 난자와 정자는 3~4일에 걸쳐 세포 분열을 반복하면서 나팔관 속 여행을 통해 간신히 자궁에 도달하여 자궁 내막에 착상합니다. 착상하는 동안 수정란에서부터 성장한 태아는 수정란으로 만들어진 자궁 속 태반을 통해 영양을 공급 받거나 산소와 이산화탄소를 교환하거나 노폐물을 반환하면서 열 달에 걸쳐서 성장하게 됩니다. 정신이 혼미해질 정도의 기적의 연속이지만 여성이라면 모두 그 기적을 일으키는 장기인 '자궁'을 가지고 있습니다. '여성인 것만으로도 굉장한 거구나!'라는 생각이 새삼 샘솟지 않나요?

아기가 좋아하는
자궁이란?

난자와 정자가 기적적으로 만나 수정란이 된 후, 태아가 자라는 침대가 되는 자궁 내막에 착상하며, 임신이 됩니다. 하지만 침대 상태가 좋지 않으면 수정란이 흘러 내려가는 경우도 있습니다.

그럼 수정란이 착상하여 태아가 무럭무럭 자랄 수 있는 자궁은 어떤 상태일까요? 그것은 순환이 잘되는, 폭신폭신한 자궁입니다. 수정란이 착상될 수 있는 폭신폭신한 자궁 내막이 되기 위해서는 원활한 혈액 순환이 중요한 조건이 됩니다. 그렇게 되기 위해서는 온화하고 안정된 기분으로 지내는 것을 빼놓을 수 없습니다. 편안한 상태란 따스하고 포근한 자궁을 만드는 것입니다.

저는 여러 여성 분들의 다양한 고민에 대해서 상담을 하였었는데, 어떤 이유인지 상담 후에 그녀들이 잇달아 임신이 되었다고 합니다.

정말 불가사의하지만 제가 무언가 특별한 '시술'을 하고 있는 것이 아닙니다. 단지 만나는 사람들이 안정되고 기분이 좋아졌으면 하는 마음을 담아 이야기를 하거나 상담을 하고, 때때로 편안하게 해주기 위해 몸을 어루만지며 치료하고 있을 뿐입니다.

오시는 분들은 '즐거웠다', '재밌었다', '따스해졌다', '숙면을 하는 듯한 느낌이었다'라고 이야기하며 눈물을 흘리기도 합니다.

★

몸을 느슨하게 만드는 행복 호르몬, '옥시토신'

그 치유가 사실은 이 감각이 '느슨해지는' 감각일지도 모릅니다. 저는 안심하거나 편안함을 추구하는 것으로 인해 마음이 느슨해지는 것은 '옥시토신'이라는 호르몬의 영향이 아닐까 생각하고 있습니다. 옥시토신은 최근 주목 받고 있는 호르몬 중 하나입니다. 이것은 남녀 모두에게 분비되는 호르몬으로 "사랑과 인연의 호르몬"이라고도 불리고 있습니다.

옥시토신은 출산 시 자궁을 수축시키는 역할을 하는 호르몬으로 모유를 분비시키는 '최유 호르몬'으로도 알려졌습니다. 연구가 거듭되며, 인간의 발육에 있어서 뗄래야 뗄 수 없는 호르몬으로 애착 행동이나 행복감과도 연관성이 있다는 것이 밝혀졌습니다.

옥시토신은 접촉을 통해 분비되며, 긴장을 하게 되면 좀처럼 분비되지 않습니다. 신뢰 관계 속에서 즐거운 시간을 보낼 때, 예를 들면 사랑하는 사람과 포옹을 하고 있을 때나 사이 좋은 친구들과 커피를 마시면서 수다를 떨고 있을 때, 반려동물을 쓰다듬고 있을 때에 분비되기도 합니다. 또한 옥시토신이 분비되고 있는 사람에게 가까이 가면 자신도 옥시토신이 분비되는 등 주변의 영향을 받기 쉬운 호르몬이기도 합니다.

옥시토신이 분비되면 불안감이 사라지고 긴장도 풀리게 됩니다. 안도감이 들며 함께 있는 사람이 사랑스럽다는 생각과 감정이 싹트게 됩니다. 매일

어깨를 주물러 주는 부부와 그렇지 않은 부부를 비교해 보면 매일 어깨를 주물러 주는 부부가 옥시토신의 수치가 높다는 데이터도 있습니다.

제가 만난 분들이 잇달아 임신이 되었던 건 몸과 마음이 안정되면서 옥시토신이 분비된 결과일지도 모릅니다.

생명이 머무르는
기력(氣力)을 기르자

앞서서 반복해 이야기했듯 자궁은 생명이 자라는 장기입니다. 생명이 머무를 때 필수 불가결한 것은 바로 '기(氣)'입니다. 우리의 생명은 작고 작은 수정란이 세포 분열을 반복하는 것에서 시작됩니다.

분열을 반복하며 내장, 뼈, 근육이 생성되고 태아의 형태가 완성된다고 해도, 여기서 '기(氣)'를 불어넣지 않으면 움직이지 않습니다. '기(氣)'가 없는 상태에서는 그저 물체일뿐이며 '기(氣)'를 불어넣음으로써 비로소 인간이 된다고 생각합니다.

그럼 '기(氣)'는 어디에서 오는 것일까요? 저는 선천적인 영향이 크다고 생각합니다. 예를 들면 에너지 넘치는 활기찬 가족이 많은 집안이 있는가 하면 차분한 가족이 많은 집안도 있죠.

1장의 도입부에서도 말씀 드렸습니다만 동양 의학에서는 인간의 몸은 '기(氣) · 혈(血) · 수(水)'로 이루어져 있으며 서로 영향을 주고받고 있다고 합니다. 기(氣)가 정체되면 혈액과 수분의 순환이 정체되듯이 서로 영향을 주고받는 것입니다.

그중에서도 '기(氣)'는 삶의 활력의 근원입니다. 기(에너지)가 부족한 사람을 '기허(氣虛)', 반대로 기(에너지)가 너무 많아서 머물러 있는 사람을 '기체(氣滯)'라고 하며, 둘 중 어느 상태라도 기(氣)의 순환이 나빠졌다고 볼 수 있습니다. 이에 대한 해결 방법은 4장을 참고해 주세요.

자궁에게 기분 좋은 환경은 '기(氣)'가 너무 적지도 많지도 않은, 균형이 잘 맞는 상태입니다. 최적의 상태로 기(氣)가 순환되는 따뜻한 자궁일 때, 자궁에도 생명이 머무르는 기력이 순환되고 아기도 엄마 배 속에 들어가기 쉬워질 수도 있겠죠.

아기는
엄마를 선택하여 태어난다

'부모는 선택할 수 없다'고 말하지만 아기는 우연히 그 집에 태어나는 것일까요? 저는 그렇게 생각하지 않습니다. 아기는 부모, 특히 엄마를 선택해서 태어난다고 생각합니다. 그것은 '태내 기억'을 가진 아기들에 관한 보고가 많기 때문입니다. '엄마가 외로워 보여서 엄마를 웃게 하기 위해서 태어났어요', '저는 엄마를 도와주러 왔어요!'(이케가와 클리닉 조사)*라고 태내 기억을 전한 아기들도 있습니다.

실은 제 딸도 태내 기억이 있습니다. 그러한 아기들의 공통점은 '엄마를 도와주기 위해 태어났다'는 것입니다. 그러한 관점에서 아이들을 보면 부모가 아기의 '도움을 받고 있다'는 것을 일깨워 줍니다.

예를 들면 아기가 기분이 상해서 울음을 멈추지 않을 때 '내가 울고 싶다!'라고 생각하는 마음속 이면에는 '울고 싶을 정도로 열심히 했어'라는 자신을 발견하기도 합니다. 혼자서는 알아챌 수 없었던 것을 가르쳐 주는 훌륭한 존재, 그것이 아이들입니다.

그러한 선물인 아기를 임신하기 위해서는 엄마에게도 체력이 필요합니다. 임신, 출산, 육아는 체력이 없으면 극복할 수 없기 때문입니다.

체력이 없는 엄마를 선택한 아기는 엄마가 건강하지 않은 만큼, 엄마를 도와주는 데 많은 에너지를 사용할지도 모릅니다. 그래도 아기는 엄마를 돕기 위해 열심히 할 것입니다. 그러한 아기의 부담을 줄여 주기 위해서도 먼저 건강한 몸을 만드는 것을 마음에 새겨 두었으면 합니다.

'언제든지 와도 돼'라고 몸도 마음도 건강하게 준비된 엄마라면 자궁도 따뜻하고 기분 좋은 상태로, 아이도 빨리 엄마 품으로 가고 싶다고 생각하지 않을까요. 그렇게 하기 위해서도 자궁을 항상 좋은 상태로 유지하는 것이 중요합니다.

---

* **이케가와 아키라(池川 明)** : 카미오 중앙종합병원 산부인과 부장을 역임한 뒤 1989년 '이케가와 클리닉'을 개설하였습니다. 1999년부터 배 속 기억과 태어났을 때의 기억에 대한 연구를 시작했으며, 그 결과를 병원 현장에 적용하고 있습니다. 〈아기는 배 속의 일을 기억하고 있다(おぼえているよ。ママのおなかにいたときのこと)〉(2003년 국내 번역 출판), 〈엄마, 안녕. 고마워요(ママ、さよなら。ありがとう)〉 등 다수의 저서가 있습니다.

창조적인 삶의 방식을
좋아하는 자궁

자궁은 새로운 생명이 머무르고 자라는 장기입니다만 아기를 원치 않는 사람, 원해도 좀처럼 임신이 되지 않는 사람도 있습니다. 그렇다고 해서 콤플렉스나 죄책감을 가질 필요는 없습니다.

'성과 재생산 건강과 권리(Sexual and Reproductive Health and Rights, SRHR)'(1994년 카이로에서 진행된 국제 인구 개발 회의(ICPD)에서 제창한 인권 규범)에서도 드러나듯, 여성에게는 임신과 출산의 여부와, 아기를 낳는다면 어느 시기에 몇 명이나 낳을지를 자유롭게 결정할 수 있는 권리가 있으며, 어떤 선택을 한다 하더라도 주체적으로 충분히 만족하는 성 생활(Sexual Life, 섹슈얼 라이프)을 영유하며 여성으로서 빛나는 삶을 사는 것이 중요하기 때문입니다.

아기를 임신하고 육아를 통해서 엄마로서의 행복감을 느끼는 인생도 있으며 아기를 낳아 기르지 않아도 다른 형태의 여성으로서 행복감을 느끼는 삶의 방식을 선택할 수도 있습니다.

다음은 제 강연을 들은 어느 여성 교장 선생님의 이야기입니다. 이 교장 선생님은 자신에 대해 이렇게 이야기하였습니다. "제가 아기를 낳지 않은 만큼, 같은 학교의 선생님들을 제 아이라고 생각하고 진심으로 애정을 담아 대하고 있습니다. 그 선생님들이 이제는 귀여운 아이들을 길러 주고 있습니다. 제 아이는 없지만 학교라는 직장에서 육아를 하는 기분을 갖게 해주었습니다. 분명 아이를 낳지 않았던 것에도 의미가 있었겠죠."

저는 이 분의 말씀을 듣고 굉장히 감동했습니다. 자신의 아이를 기르지 않는 인생이어도 만나는 사람과 무언가 새로운 관계를 만들어 내고, 일과 사회적인 역할을 통해 새로운 무언가를 구축해 간다면 된다는 것을 배웠습니다.

창조적인 삶의 방식으로 살아간다면 아이를 낳고, 낳지 않는 것과는 상관없이 자궁은 대단히 좋아하겠죠. 그것은 여성으로서 한층 더 빛나고 항상 곱고 아름답게 있을 수 있는 비결이 됩니다.

Q. 자궁을 적출했습니다. 저에게는 자궁도 월경도 이제 상관없는 일이겠죠?

질병으로 인해 자궁을 적출한 경우라도 몸속에 에너지가 유지되고 있다고 생각해 주세요. '작은 출산'이라고 불릴 정도로 많은 에너지가 필요한 월경이 없어진다는 것은 그만큼 활기가 넘친다는 것입니다. 취미를 즐기거나 목표를 달성하기 위해 도전하면서 인생을 풍부하게 만들어 가기 위해 에너지를 사용해 갑시다. 또한 물리적으로 자궁이 없다고 해도 본디 여성으로서 그곳에 있었던 장기인 이상. 자궁 에너지는 그곳에 계속 남아 정신적인 면에서 여성스러움을 지켜줄 것입니다.

Q. 30세가 되어 아기를 갖고 싶어서 퇴사를 하고 임신 준비를 하려고 생각합니다. 이 나이에도 임신할 수 있나요?

'나이가 젊으니까 괜찮아요'라고 일률적으로 단언하여 말씀드릴 수 없습니다만 통계상으로 임신할 수 있는 확률이 높습니다. 자신이 상상한 대로 얼른 아기가 들어서는 경우도 있는가 하면 여러 해가 걸리는 경우도 있을 수 있습니다. 먼저 자신의 몸과 마음을 안정시켜 보세요. 따뜻하게 하고 기대감을 가지면서 배우자와 성생활이 사랑 넘치는 행복한 시간이 될 수 있도록 지내 보세요. 좀처럼 임신이 되지 않는 경우에는 전문가에게 상담하는 것도 염두에 두세요.

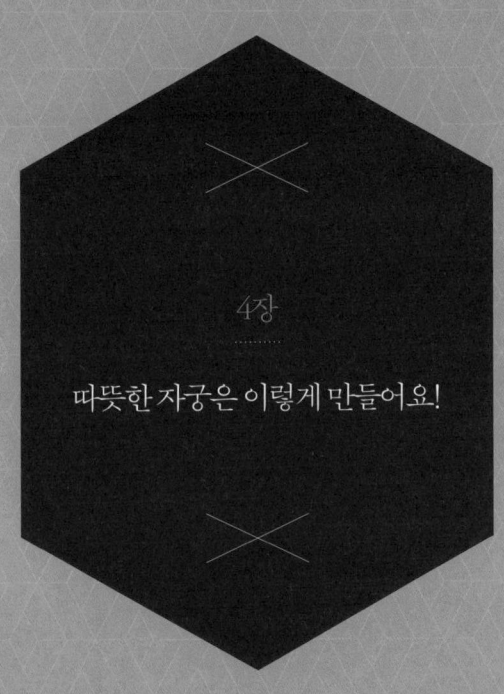

4장

따뜻한 자궁은 이렇게 만들어요!

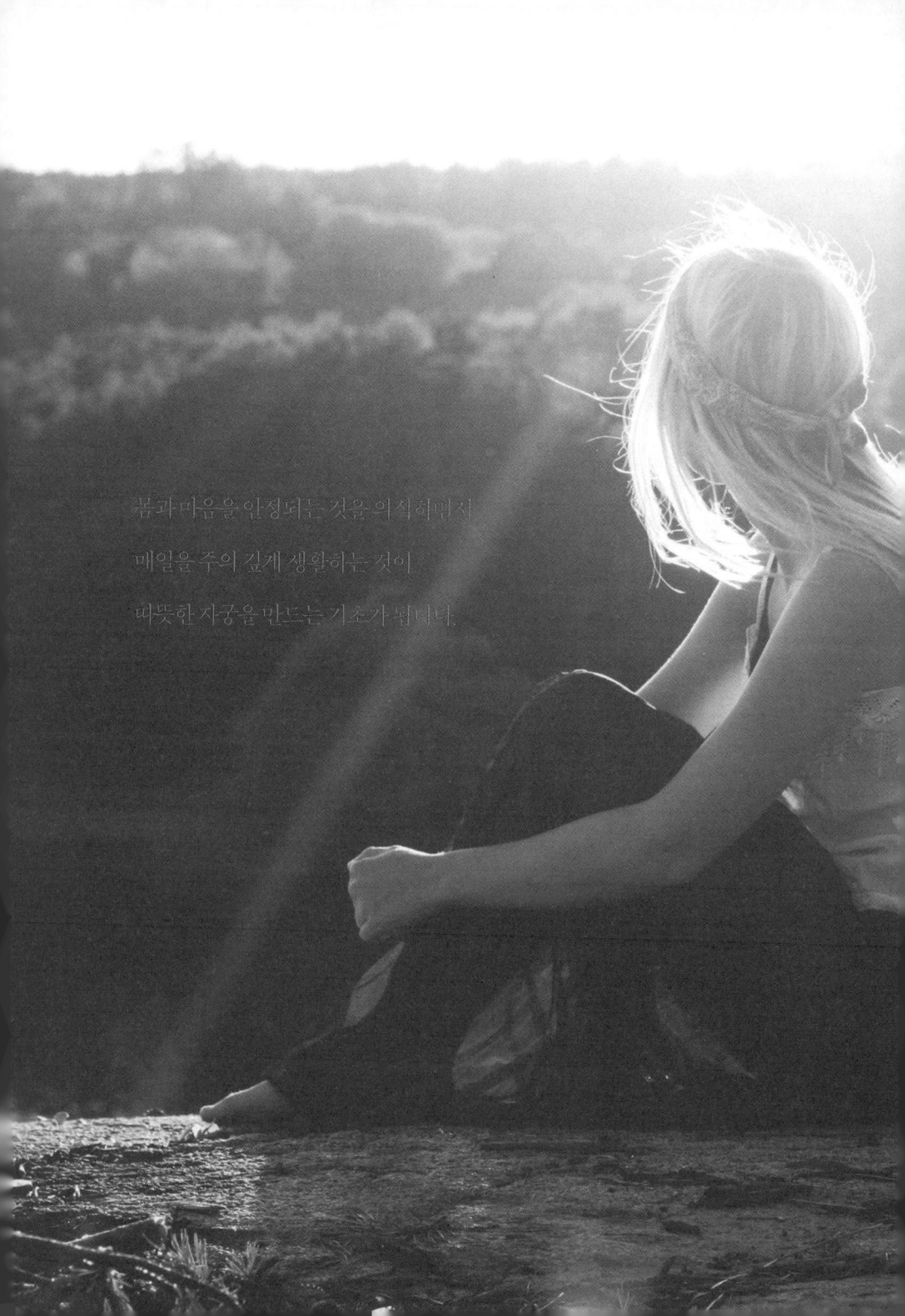

몸과 마음을 안정되는 것을 의식하면서
매일을 주의 깊게 생활하는 것이
따뜻한 자궁을 만드는 기초가 됩니다.

건강의 기초는
가정에서부터

사람은 누구나 원래는 건강한 상태입니다. 그러나 스트레스 등 외적 요인에 의해서 건강한 상태에서 질병 쪽으로 향해 갑니다. 게다가 더욱이 여성은 월경이라는 호르몬 파도가 있는 만큼 남성과 비교해서 몸 상태나 기분이 안정되지 않거나 외적 요인의 영향을 받기 쉽습니다.

그러나 인간에게는 자연 치유력(스스로가 치유하고자 하는 힘)이 있습니다. 이미 가지고 있는 그 훌륭한 힘을 이끌어 내기 위해서도 몸과 마음을 안정시켜야 합니다. 여기서 기초가 되는 것이 동양 의학의 상의(上醫)·중의(中醫)·하의(下醫)라는 3개의 계층으로 분류된 의료에 대한 사고방식입니다.

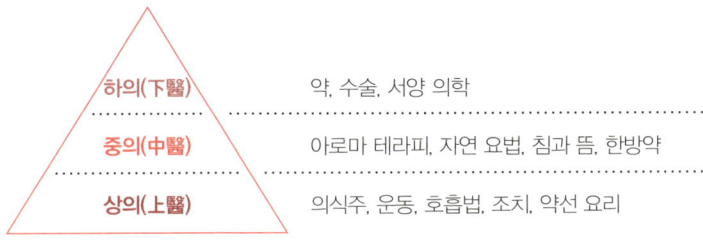

하의(下醫) ······ 약, 수술, 서양 의학

중의(中醫) ······ 아로마 테라피, 자연 요법, 침과 뜸, 한방약

상의(上醫) ······ 의식주, 운동, 호흡법, 조치, 약선 요리

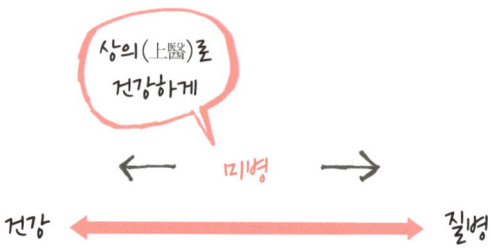

먼저 상의(上醫)는 매일의 관리야말로 질병에 걸리지 않는 건강의 기초를 만든다는 사고방식입니다. 질병이라 할 정도는 아니지만 질병을 향해 가고 있는 상태를 '미병(未病)'이라고 합니다. 하지만 상의(上醫)를 머릿속에 염두에 두고 생활해 가면 미병에서 질병으로 발전하는 일 없이 '건강'한 상태로 유지할 수 있습니다.

상의(上醫)에서 말하는 건강법은 식이 요법이나 약선(藥膳), 호흡법, 운동, 몸을 가볍게 어루만지는 간단한 조치 등 가정 내에서도 할 수 있는 것들입니다.

2번째 중의(中醫)란 이른바 동양 의학적인 전통 치료법이나 자연 요법을 도입하여 질병을 개선해가는 사고방식입니다. 아로마 테라피나 침과 뜸, 한방 치료 등 상의(上醫)의 생활만으로는 충분히 회복이 어려운 때에 중의(中醫)를 도입합니다.

3번째 하의(下醫)란 서양 의학을 근본으로 하는 일반적인 의료 현장에서 행하는 치료를 말합니다. 처방된 약이나 때로는 수술 등을 통해 질병을 치료하는 것입니다.

저는 이 3개의 치료법의 균형을 맞추면서 자신의 몸 상태를 조절해 가는 것이 가장 중요하다고 생각합니다. 예를 들면 '무조건 자연 요법으로만!' 이라고 계속 고집하지 않고 때로는 의료의 도움을 받아도 좋습니다. 반대로 의료적인 도움만으로 회복하려 생각하지 말고 식사나 호흡법으로 몸 상태를 조절하는 것을 시험해 보는 것도 중요합니다.

자연 치료법은 몸을 균형 있게 만드는 데 필요한 의료를 도입함으로써 발휘된다고 생각합니다.

이 장에서는 일상 생활 속에서 간단히 실천할 수 있는 '상의(上醫)'를 중점적으로 다루면서 자궁을 따뜻하게 만드는 여러 가지 방법을 소개하도록 하겠습니다. 몸속이나 밖에서 양생하는 것을 물론, 자신을 소중히 하는 마음가짐을 구축하는 것은 건강의 크나큰 기초가 될 것입니다.

방법은 다양하므로 스스로가 할 수 있는 것부터 꼭 실천해 보세요. 당신의 자궁이 따뜻해지면 당신 자신도 웃는 얼굴이 될 수 있을 거예요.

적극적으로 섭취하면
몸에 좋은 식자재

2014년 일식(和食)과 일본인의 전통적인 식 문화가 유네스코 무형 문화 유산에 등록되어 전 세계적으로 주목을 받았습니다. 일식이라는 식 문화는 풍부한 일본의 자연에 뿌리내린 여러 식자재를 사용하며, 연중행사와도 밀접한 관계를 가지는 전통 습관을 계승해 온 점과 영양 균형도 우수하고 이상적인 식생활을 실현할 수 있다는 이유에서 무형 문화유산으로 선정되었습니다. 이러한 일식은 일본인들에게 선조들이 몇 세대에 걸쳐 이어온 소울 푸드(Soul Food)라고도 할 수 있습니다. 전통 음식의 힘으로 잠자고 있는 자신의 체력을 불러일으켜 보세요.

다음 페이지의 각종 영양소가 풍부한 식자재를 평소 식사에서 적극적으로 섭취하면 몸의 순환이 좋아지고 세포도 활성화됩니다.

외식 시에는 의식하면서 밥류를 선택하고 아침 식사로 빵을 먹는 분들은 일주일에 절반은 밥을 먹는 등 간편하고 즐겁게 실천하는 것이 장기간 지속할 수 있는 포인트입니다.

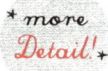 **몸에 좋은 영양소가 풍부한 식자재**

콩 : 대두 제품 등의 콩류. 두부, 콩가루, 얼린 두부를 건조시킨 두부(고야도우후) 등으로 양질의 단백질이나 미네랄이 풍부합니다.

생선 : 어패류. 생선 외에도 조개, 문어, 오징어 등으로 DHA와 EPA가 풍부합니다.

깨 : 견과류. 땅콩, 아몬드, 밤 등으로 양질의 지질, 미네랄이 풍부하며 콜레스테롤 수치를 감소시키는 작용을 합니다.

표고 버섯 : 버섯류. 송이 버섯, 팽이 버섯 등. 비타민 D군, 식물성 섬유. 미네랄이 풍부합니다.

미역 : 해조류. 김, 다시마, 한천 등으로 수용성 식물성 섬유, 칼륨, 칼슘 등이 풍부합니다.

고구마, 감자 : 고구마, 감자류. 감자, 고구마, 참마, 곤약 등으로 식물성 섬유가 장을 깨끗하게 해줍니다.

채소 : 다양한 색의 채소를 의식해서 섭취하면 가장 좋습니다. 비타민과 미네랄의 보물 창고입니다.

요거트 : 발효 식품. 낫토, 김치, 간장, 된장 등으로 면역력을 높여 주며 다이어트에도 최적(식물성 발효 식품을 추천)입니다.

* 조미료를 바꿔 봅니다.

조미료를 조금 좋은 것으로 바꿔 봅시다. 전통적인 장인의 숨결이 담긴 간장이나 된장, 소금, 술, 미림 등이 있습니다. 안전한 식자재를 사용하여 옛날 그대로의 전통적인 방법으로 만들어진 조미료는 몸을 따뜻하게 하고 요리의 맛과 격식을 높여 주며 식사를 다채롭게 합니다. 한 번 구매하면 오랫동안 사용할 수 있기 때문에 추천합니다.

'기를 보충하는 식자재'로
기운을 북돋는다

우리 몸은 기(氣)·혈(血)·수(水)의 조화가 매우 중요합니다. 그중에서도 기의 조화는 스트레스가 많은 사회 속의 바쁜 현대인에게 대단히 중요한 요소입니다. '기운이 나지 않는다'는 것은 기가 부족하기 때문이라고 할 수 있습니다. 따라서 '기를 안정시키기 위한 식자재를 적극적으로 섭취해야 합니다. 섭취할 때에는 '이 식자재로 기를 보충한다'라고 생각하면서 먹는 것이 중요합니다.

★

검은색 식자재를 먹는다.

한방에서는 검은색 식자재는 예로부터 빈혈 예방이나 혈액 순환을 촉진시키는 효과가 있으며 여성의 몸에 좋다고 전해집니다.

예 검은콩(검정콩), 목이버섯, 톳, 해조류 등

★

끈적끈적한 식감의 식자재가 호르몬 안정에 좋다.

끈적거리는 식감을 주는 식자재는 호르몬 활동을 안정시키는 효과가 있다고 전해집니다. 예 오크라*, 마, 토란, 몰로헤이야** 등

★

에너지가 넘치는 제철 식자재를 챙긴다.

자연 속에서 건강하게 자라 풍부하게 수확되는 제철 식자재야말로 참된 살아 있는 에너지가 넘쳐납니다. 제철 식자재는 영양가도 높고 기를 보충하는 데 효과가 있습니다.

★

지역 기운을 담은 특산물이 내 기운과 맞는다.

먼저 지금 살고 있는 지역의 계절(날씨나 기온, 바람 등)을 의식하면서 그 지역의 특산물을 섭취합시다. 그 토양의 기를 받을 수 있습니다.

★

식자재의 재배자를 확인한다.

재배하는 사람을 알 수 있는 식자재는 재배하는 사람의 사랑도 함께 전달되므로 기운을 받을 수 있습니다. 몸이 건강하면 그 기쁨은 감정 장기인 자궁에도 도달하겠죠.

* **오크라** : 아욱과의 한해살이 풀로 채소로 재배하고, 열매는 생식하거나 맛을 내는 데 사용합니다.
** **몰로헤이야** : 청자소와 비슷한 마과의 식물로 잎을 여름철에 식용으로 사용합니다.

신체 순환이 좋아지는
'복식 호흡법'

몸에 직접 들어오는 것 중에는 '음식' 이 외에도 중요한 것이 있습니다. 그것은 바로 '공기'입니다. 인간은 하루에 500ml 크기 페트병 약 2만 개 분량의 공기를 들이마시고 내쉰다고 합니다. 물론 이 양은 운동을 하거나 심호흡을 하면 달라집니다.

우리들은 식사량과 비교하면 훨씬 많은 공기를 체내에 섭취하면서 생활하고 있습니다. 그리고 그 공기 중 산소를 섭취하면서 순환이 잘되는 몸으로 변화해 갑니다.

따라서 호흡에 주의를 기울여 보세요. '숨' 이라는 의미의 한자 息(숨쉴 식)이라는 글자를 살펴보면 '자신(自)의 마음(心)'이라고 할 수 있습니다. 마치 '마음과 자신은 연결되어 있다'라는 의미로도 생각할 수 있습니다.

심리 상태가 불안하고 괴로워지면 무의식 중에 몸은 고양이 자세가 되어 호흡이 옅어지고 충분한 공기를 섭취할 수 없게 됩니다. 이렇게 위축될수록 의식적으로 복식 호흡법을 실천해 봅시다. 다음 페이지에서 기분이 안정되고 신체 순환이 좋아지는 호흡법을 소개하였습니다. 편안한 상태에서 해보면 자궁이 치유되는 것을 느낄 수 있을 거예요.

★

기분이 좋아지는 '복식 호흡법'

1 배에 손을 얹고 배가 오그라드는 것을 느끼면서 몸속의 공기를 코로 전부 뱉어 냅니다.

2 다음에 코로 숨을 들이마십니다. 이때 배 속에 들어 있는 핑크 풍선을 부풀어 오르게 한다는 상상을 해봅시다. 이런 기분으로 따뜻한 핑크색 자궁을 연상하면서 천천히 그리고 충분히 풍선을 부풉니다. 배가 기분 좋게 따뜻해집니다.

3 부풀어 오른 핑크색 풍선에서 천천히 공기가 빠져나가듯이 코로 숨을 내쉽니다. 손을 배에 얹은 채 몸속에 불필요한 것이 빠져나간다는 상상을 합니다. 들이마신 숨보다 내쉰 숨이 1초라도 길도록 의식하면서 내쉽니다. 자신의 페이스대로 2, 3회를 반복하면서 점점 시간을 늘려 갑니다.

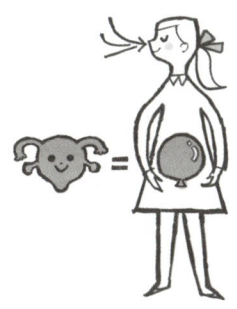

자궁을 따뜻하게 해주는
'하반신 스트레칭'

따뜻한 자궁을 만들기 위한 열쇠를 쥐고 있는 것은 '근력'입니다. 그중에서도 70%의 근육이 집중되어 있는 하반신에 근력이 생기면 기초 대사가 높아지기 때문에 체온이 상승하고 자궁 능력이 높아집니다. 지금 바로 실천할 수 있는, 하반신 근력을 높여 주는 스트레칭을 소개합니다.

★

살짝살짝 스쿼트

다리를 어깨너비로 벌리고 섭니다. 팔을 앞으로 뻗고 코로 숨을 들이마십

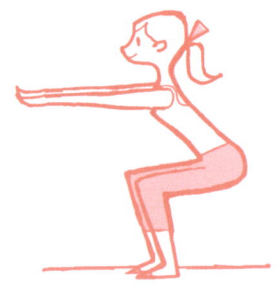

니다. 한 호흡에 천천히 1에서 4를 세면서 엉덩이를 뒤로 밀어내듯이 허리를 낮춥니다. 세는 동안 허벅지와 바닥이 평행이 되도록 합니다. 무릎이 앞쪽으로 나오지 않도록 주의하며 발뒤꿈치가 뜨지 않도록 바닥에 붙여 줍니다. 코로 숨을 내쉬면서 천천히 다시 1에서 4를 세고 원래의 자세로 돌아옵니다. 이 동작을 5~15회 정도 반복합니다.

★

발뒤꿈치 톡톡 스트레칭

의자에 앉아 있을 때나 주방에서 일어서서 요리를 할 때, 이를 닦을 때 등 약간의 짬이 날 때 발뒤꿈치를 조금 들었다가 바닥에 쿵 하고 내려놓습니다. 이 동작을 반복하면 발뒤꿈치에 자극을 주어 하반신의 혈액 순환이 원활해지고 자궁 주변의 혈액도 순환됩니다.

신발을 신지 않은 상태에서 1초에 한 번씩, 여러 번 하는 것을 권장합니다. 짜릿하게 혈액이 흐르는 느낌을 체험해 보세요. 다리가 부을 때 부종 예방에도 좋습니다.

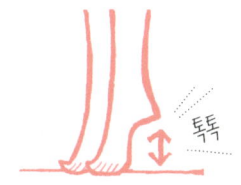

톡톡

*

골반 돌리기 스트레칭

다리를 어깨너비로 벌리고 섭니다. 골반의 장골 모서리(75쪽 참고) 부분을 좌우로 내밀듯이 ∞자를 그리며 돌려 줍니다. 기분이 좋다고 느끼는 횟수만큼 좌우로 번갈아 가며 움직여 주면 효과적입니다. 골반 주위의 근육을 단련함으로써 기·혈액·수분이 순환되어 자궁도 따뜻해집니다.

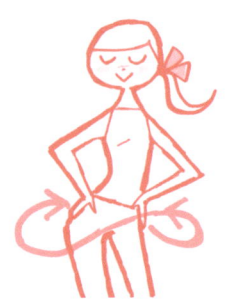

골반으로 걷는 '자궁 워킹'

자궁을 중심으로 하여 걷는 스트레칭입니다. 자궁을 의식하면서 걸으면 자궁의 순환이 좋아지고 자궁을 사랑하는 마음이나 자궁(=자신)의 의지로 이 땅에 발을 내딛는다는 것을 느낄 수 있습니다.

✦

자궁 워킹

1 똑바로 서서 좌우 발의 엄지발가락을 맞추고 양 무릎을 붙입니다. 정수리에서 질 입구까지 수직으로 몸 정중앙에 축이 있다고 상상하고, 이

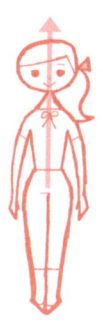

축을 통해 자궁, 그리고 배꼽 뒤로 목, 정수리로 연결되어 위에서 들어올리는 듯이 똑바르게 수직이 되는 감각을 느껴 보세요.

2 1의 자세를 똑바르게 유지한 상태로 걷습니다. 걸을 때에는 발을 내딛는 것이 아니라 골반(자궁)을 그대로 앞으로 내민다는 느낌을 가질 수 있도록 합니다.

좀처럼 감각을 잡을 수 없을 때에는 자궁 부근(치골보다 손가락 3마디 정도 위)에 손을 대고 자궁이 있는 곳을 느끼면서 걸어 보세요. 걷는 것이 즐거워지는 신발을 신거나 좋아하는 음악을 듣거나 자연의 소리나 향기를 느끼면서 걸어 보세요. 발걸음을 멈추어 도중에 한눈을 파는 것도 괜찮습니다. 즐겁게 걷는 것이 중요합니다.

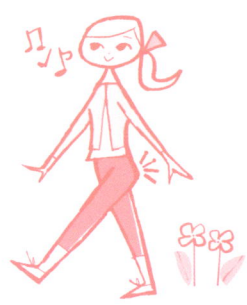

월경 주기가 안정되었어요!

SE 일로 하루 종일 컴퓨터 앞에 앉아 있습니다. 그 때문인지 월경 불순으로 매일의 몸 상태가 상쾌하지 않았습니다. 그래서 자궁 워킹을 의식하면서 출근한 결과 자궁에 애착이 생기면서 월경 주기도 안정되었습니다. 지금은 예전과 같이 몸 상태가 좋고 자궁 워킹이 매일 아침의 묘미가 되고 있습니다. (25세, 전문직)

'전통식 청소'로
몸과 마음을 닦는다

당신은 어떤 방식으로 청소를 하고 있나요?

청소기만 돌리는 분들도 많을 거라 생각합니다만 예로부터의 전통적인 청소 방법인 '털기', '쓸기', '닦기'를 꼭 실천해 보세요. 이러한 동작은 근력 향상으로도 이어지기 때문입니다. 또한 일본인과 청소는 정신적으로 분리할 수 없습니다. 청소를 한다는 것은 절에서 수행하는 스님들의 일과이기도 하고 마음을 닦는 것과도 연결됩니다. 정신 수행의 하나로 화장실 청소를 하는 것도 일본인 정신성에서 온 것이겠지요.

여기서 '털기', '쓸기', '닦기' 동작을 적극적으로 청소에 도입하면서 '지금, 몸과 마음을 닦고 있다'고 생각하면 청소 시간도 즐거워질 것입니다. 다음 120쪽에 청소할 때 의식하면 좋은 포인트를 정리해 보았습니다. 근력과 마음을 단련하여 따뜻한 자궁을 만들어 보세요.

근력 향상을 위한 청소 동작

 털기를 할 때에는 발뒤꿈치를 들고 등을 곧게 뻗어 어깨를 올리거나 내리면서 오른손, 왼손을 교대로 먼지떨이를 사용합니다.

 등 근육을 곧게 뻗은 채로 지면을 사랑한다는 마음으로 먼지가 흩날리지 않도록 긴 빗자루로 정성 들여 쓸어 줍니다. 바닥을 쓸 때에는 마른 차 찌꺼기를 물에 적신 다음 물기를 짜고 바닥에 흩뿌리고 나서 빗자루로 쓸면 먼지가 젖은 차 찌꺼기에 붙기 때문에 공중에 흩날리는 일 없이 바닥도 반짝반짝합니다.

 바닥, 벽을 물과 천만을 사용하여 닦습니다. 걸레의 물기를 확실히 짜고 엉덩이를 들고 바닥을 걸레질합니다. 이 포즈는 골반저근을 단련시켜 자궁을 따뜻하게 만드는 효과가 있습니다.

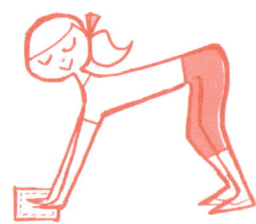

옛날 속옷을
착용한다

속바지, 보온 복대, 훈도시, 옛날엔 아저씨(?)들만이 착용했었던 것이 예쁘고 귀여운 디자인으로 다양화됨에 따라 여성들도 자주 착용하는 시대가 되었습니다. 그중에서도 몸을 따뜻하게 하고 순환을 좋게 만들어 주기 때문에 추천하고 싶은 속옷이 보온 복대와 훈도시입니다.

기능성 속옷은 많은데 왜 하필 훈도시일까요? 이들은 끈으로 속옷의 수축 정도를 스스로 조절할 수 있기 때문에 몸을 필요 이상으로 조이지 않고 편안하게 착용할 수 있기 때문입니다. 실은 지나치게 달라붙는 속옷 때문에 저체온증이나 냉증이 증가하기도 합니다. 간단하게 착용할 수 있는 바지 타입의 훈도시도 판매되고 있으므로 밤 시간 동안이라도 훈도시를 활용해 보는 것을 추천합니다. 또한 복부가 찬 것이 신경 쓰이는 분들은 귀여운 보온 복대를 활용해 주세요. 배와 함께 자궁도 따뜻해집니다.

훈도시도 보온 복대도 가능한 한 천연 소재로 된 것이 가장 좋습니다. 실제로 만져 보고 자신이 착용했을 때 기분 좋은 소재를 선택해 보세요. 면, 마, 실크와 같이 다양한 천연 소재가 있습니다.

※ 국내에서는 훈도시 외 넉넉한 면 속옷이나 파자마류도 좋습니다.

'목'자가 붙는 부위를 따뜻하게 한다

'신체 부위 중 '목'자가 붙는 부위를 따뜻하게 한다' 이것은 예로부터 전해 오는 말이며, 선배 조산사들에게도 계속 들어 온 말입니다. 왜냐하면 손목, 발목, 목과 같이 '목'이 붙는 부분은 피부에 피하지방이 거의 없고 얇아 쉽게 차가워지기 때문입니다. 게다가 잘록하게 들어간 부분에는 중요한 동맥과 정맥이 지나고 있기 때문에 그 부분이 차가워지면 혈액도 차가워지고 몸의 순환도 악화됩니다.

특히 계절이 바뀌는 시기에는 더욱 주의가 필요합니다. 얇은 옷을 입을 채로 외출하면 낮 시간 동안에는 따뜻해도 아침, 저녁은 생각보다 기온이 오르지 않아 몸이 차가워집니다. 그러한 때에는 한 장의 스카프를 가지고 외출합시다. 목 주위에 스카프를 두르고 따뜻하게 하는 것만으로도 몸 전체가 따뜻해집니다. 여름철에 에어컨으로 몸이 차가워질 때에도 효과적입니다. 또한 양말을 신어서 발목을 따뜻하게 하면 몸 전체가 따뜻해집니다. 으스스 추위가 느껴질 때에는 '목'이 붙는 부위를 따뜻하게 한다를 반드시 실천해 보세요.

여성 호르몬을 높이는 '유방 케어'

가슴은 무엇을 위해 있는 걸까요? 저는 '포유류'로 젖을 먹이기 위해서만이 아닌 인간의 상징물로서 존재하는 것이라고 생각합니다. 동물행동학자인 데즈먼드 모리스는 저서 《털 없는 원숭이》에서 '진화 과정에서 직립보행을 하게 되자, 암컷은 수컷에게 어필하기 위해 엉덩이를 내밀지 못하기 때문에 그 대신에 가슴을 부풀려서 수컷을 유혹했다'라고 말했습니다. 다른 동물의 유방은 유선으로 부풀어져 있습니다. 하지만 인간 여성의 유방은 유선은 물론 지방으로 다른 동물들보다 크게 부풀어져 있습니다. 즉, 지방을 더해서라도 수컷에게 어필하기 위해서 부풀렸을지도 모릅니다. 그렇게 생각하면 여성은 자신의 가슴을 사랑의 상징물로 '사랑'을 주는 것이 중요합니다.

또한 가슴과 자궁, 난소는 밀접한 관계가 있습니다. 월경 전에도 가슴이 붓거나 뭉치는 분들도 많을 거라 생각합니다. 그것은 같은 여성 호르몬이 유방(가슴)에도 영향을 주기 때문입니다. 같은 호르몬의 영향을 받는 가슴을 부드럽게 하고 따뜻하게 합시다. 다음으로 유방 케어 방법을 소개합니다. 유방 케어를 통해서 자신을 사랑하고 소중히 하는 마음을 느껴 보세요.

★

유방 케어

1 편안한 상태에서 오른손을 왼쪽 쇄골에, 왼손을 오른쪽 쇄골에 대고 천천히 가슴의 봉긋한 라인을 따라서 미끄러지듯 내려와 오른손으로 왼쪽 유방을, 왼손으로 오른쪽 유방을 감싸 줍니다.

2 그 상태로 유방 무게나 체온을 손바닥을 통해 느껴 봅니다. 충분히 느끼셨으면 '가슴아, 언제나 내 신체의 일부로 나를 지탱해 줘서 고마워'라고 감사하는 마음을 담아 이야기를 걸어 보세요.

3 몸이 따뜻해져 갑니다. 스스로 '이제 충분하다'라고 느껴질 때까지 지속하면 됩니다. 자기 전에 이불 속에서 유방 케어를 하면 깊이 잠들 수 있어요.

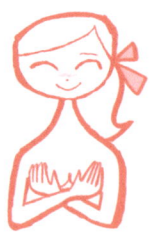

'흉선 노크'로
면역력을 향상시킨다

쇄골과 쇄골 사이의 중간 부분, 늑골 뒤 부분에 '흉선'이라는 장기가 있습니다. 최근 흉선이 면역력과 매우 깊은 관계가 있다는 사실이 밝혀졌습니다. 흉선을 자극하여 기를 보내면 면역력이 상승하여 몸 전체가 활성화됩니다. 매우 간단한 동작이기 때문에 언제 어디서든 실천해 보세요.

먼저 가볍게 검지부터 새끼손가락까지의 4개의 손가락을 펼쳐서 기를 보낸다는 마음으로 '톡톡톡'하고 흉선 부근을 기분 좋게 노크해 보세요. 위치를 잘못 잡아 기관을 세게 누르면 통증을 느끼게 되므로 노크하는 부위에 유의해 주세요.

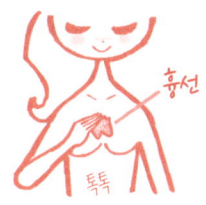

'탕파'로
서서히 몸을 따뜻하게 한다

몸을 따뜻하게 하기 위한 다양한 용품이 판매되고 있습니다만 그중에서도 가장 편리한 것이 탕파입니다. 서서히 그리고 쉽게 몸을 따뜻하게 만들어 주기 때문에 추운 계절뿐만 아니라 손발이 차가워 잠을 잘 수 없을 때나, 찬 체질을 개선하고 싶은 경우에 사용하는 것을 추천합니다.

몸에 냉증이 있는 분들은 근육이 차가운 상태라고 볼 수 있습니다. 근육의 신진대사가 좋지 않으면 열을 만들어 낼 수 없어 몸 전체가 차가워지기 때문입니다. 특히 장시간 동안 책상에서 업무를 하는 사람은 근육을 움직이는 기회가 적기 때문에 냉증에 걸리기 쉽겠죠. 따라서 책상 업무 중에도 탕파를 사용해서 근육을 따뜻하게 해줍시다. 말랑하고 작은 휴대용 탕파를 허벅지 위에 올려 두거나 바지나 스커트의 허리 부분에 끼워 천골(엉덩이 윗부분) 부분을 따뜻하게 해주면 좋습니다.

여름철 지나친 냉방으로 몸이 차가워질 때에도 좋겠죠. 쌀겨 찜질팩과 같은 천연 손난로(이 외에도 인터넷에서 검색하면 다양한 천연 손난로와 핫팩이 나옵니다.)를 사용하는 것도 추천합니다.

자궁에 좋은 '면 생리대'를 사용한다

에코 열풍과 함께 면 생리대를 사용하는 분들도 늘어났습니다. 또 최근에는 유명 연예인들이 면 생리대를 사용하며, 많이들 알려졌는데요. 회음, 질을 소중히 하는 것은 그 속에 자궁을 소중히 하는 것과도 연결됩니다.

일반적으로 판매되고 있는 일회용 생리대는 원료의 대부분이 석유 화학 제품입니다. 최근의 일회용 생리대들은 확실히 수년 전의 생리대와 비교하면 굉장히 얇고 성능이 좋아졌습니다. 그만큼 고분자 폴리머와 같은 성분이 생리대 안에 들어 있다고 할 수 있습니다.

저는 회음과 닿는 부분은 가능한 한 자연 친화적인 소재를 몸에 착용하는 것이 좋다고 생각하여 면 생리대를 권장하고 있습니다. 물론 매일 입는 바지도 자연 친화적인 소재로 만들어진 것을 입기를 추천합니다. 면 생리대는 월경 이 외에도 팬티 라이너로도 사용할 수 있습니다. 면 생리대는 더러움을 제거해 줄 뿐만 아니라 회음의 보온성을 높여 주기 때문에 자궁이 따뜻해집니다. 면 생리대를 만드는 방법은 인터넷에서 검색하면 많이 나오므로 흥미 있는 분들은 검색해 보세요. 또는 인터넷 등에서 파는 제품을 용도에 맞게 세트로 구입해도 좋습니다.

저는 '꼭두서니'로 염색한 것과 같은 자연스럽고 따뜻해지는 소재로 만들어진 것이나 친구가 마음을 담아 만들어 준 것, 오래 입어서 낡은 옷의 자투리로 만든 면 생리대를 사용하고 있습니다. 월경 중에 상황이 여의치 않아 빨래를 할 수 없는 경우나 외출을 해서 면 생리대를 사용하기 어려운 경우에는 버리는 천을 알맞게 잘라 가방에 넣고 다닙니다. 여분으로 갖고 다니며 면 생리대 대신 사용한 후 더러워지면 화장실 휴지통에 버려 일회용으로 사용하는 것도 편리합니다. 면 생리대를 사용하면 불쾌했던 월경혈의 냄새도 놀라울 정도로 사라집니다.

또한 면 생리대를 사용하면 월경혈의 상태를 의식적으로 관찰하게 됩니다. 66쪽에서도 설명한 대로 월경혈의 상태는 몸 상태를 알 수 있는 우수한 척도이기 때문에 지금 자신의 몸이 어떤 상태인지, 자궁의 소리를 듣는 것과도 연결됩니다.

생리통이 진정되었어요!

출산 후 월경 주기에 기복이 생기면서 생리통이 고민이었기 때문에 조금이라도 생리통을 줄이고자 면 생리대를 사용하기 시작했습니다. 처음에는 월경혈이 새지 않을까 걱정했었습니다. 하지만 신경이 쓰일 정도로 새는 일도 없고, 게다가 회음 부분에 천이 닿는 느낌이 기분 좋고 월경을 하는 것이 즐거워졌습니다. (33세, 주부)

월경이 기분 좋아지는 '월경혈 컨트롤'

면 생리대를 사용하면서 회음의 감각이 예민해져서 월경혈이 나오는 느낌을 알 수 있게 되었다고 이야기하는 분도 있습니다. 저 역시도 그런 변화를 느꼈습니다. 이것을 이용하여 월경혈을 컨트롤해 봅시다.

월경혈을 컨트롤한다는 것은 월경혈을 모아두었다가 화장실에 갈 때에 내보내는 방법입니다. 월경혈이 나올 것 같으면 질 입구를 닫는 것을 의식하고 화장실에 가서 '후'하고 숨을 내쉬면서 질에 힘을 빼고 긴장을 풀어 줍니다. 그 후에 주의를 기울여 질을 조였다가 풀어 주는 것을 반복하면 조금씩 월경혈이 나오게 됩니다. 화장실에서 나오면 월경혈이 질에서 흘러나오지 않는지 질을 의식하면서 생활해 보세요.

월경혈을 컨트롤 하면 생리대가 더러워지는 것이 줄고, 화장실에서 월경혈을 내보낼 수 있게 됩니다. 월경혈이 축적된 느낌이나 흘러나오는 느낌을 감지하려고 하기 때문에 자궁에 주의를 기울이게 되고 자신의 몸에 민감해집니다. 그렇게 되면 몸을 돌보게 되기 때문에 생리통이나 월경 불순 등이 줄어든다는 의견도 있습니다.

'천연 소재' 옷을 입으면 쾌적해진다

인간 생활을 지탱하는 요소를 '의식주'로 표현합니다만 그중 옷을 뜻하는 '의(衣)'는 건강을 위해서 매우 중요합니다. 저는 '의'를 단순히 복장만이 아니라 우리 삶의 여러 움직임, 즉 행위(行爲)라고도 생각합니다. 자세, 서 있는 모습, 몸을 움직이는 방법, 생활 방식도 '의'이고, 그것에 영향을 미치는 것이 '의복'입니다. 사람은 입는 옷이 바뀌면 마음도 크게 변화합니다.

우리는 입는 것에 있어서 디자인이나 색상을 우선시하여 구매하는 경향이 있습니다. 하지만 몸과 마음의 건강을 생각한다면 입었을 때 기분이 좋은 소재를 선택해 보세요. 특히 천연 소재인 '마'로 만들어진 옷은 기분이 좋아지게 해줍니다.

마는 예로부터 사용해 왔던 소재이며 천연 섬유 중에서도 가장 흡습성과 속건성이 우수하며 땀을 흘려도 바슬바슬하여 착용감도 좋은 소재입니다. 마 소재의 옷은 입으면 몸이 저절로 편안해지고 신체 순환이 될 수 있도록 도와줍니다. 기분 좋은 소재의 옷을 입는 것을 염두에 두면서 옷을 구매해 보세요.

숙면을 취하기 위한 '저녁 습관'

우리 인생 중 3분의 1은 잠을 자고 있다는 것을 알고 있나요? 개인차는 있습니다만 수면은 소중한 신체 점검 시간입니다. 잠이 들면 우리 몸은 자율 신경에서 부교감 신경이 우위가 되어 내장을 활발하게 움직이고 몸을 조절하는 방향으로 진행합니다. 몸 전체가 조절되면 자궁도 따뜻해집니다. 또한 22~2시까지의 '골든 타임'이라고 불리는 이 시간에 우리 몸은 중요한 호르몬 밸런스를 조절하려고 합니다. 이 시간에 잠을 자면 미용에도, 건강에도, 성장에도 좋다고 합니다.

조금이라도 숙면을 취하기 위해 제가 실천하고 있는 '저녁 습관'을 소개합니다. 먼저 목욕 시간입니다. 부교감 신경을 우위로 만들어 잠을 청하기 위해 38~40도의 미지근한 목욕물에 천천히 몸을 담급니다. 향기 좋은 아로마 오일을 넣어 피곤을 풀어 보는 것도 좋을 것 같네요. 머리가 차가워지면 골반이 차가워진다고 하니 머리를 감은 후에는 완전히 말려 주세요. 잠옷은 휴식을 취할 수 있는 피부 감촉이 좋은 면이나 마와 같은 천연 소재로 선택해 보세요. 가능하면 침구도 감촉이 좋은 소재가 좋겠죠(저는 대나무로 만들어진 'TAKEFU(http://www.nafa-take.com/)'의 천연 소재를 좋아합니다.).

또한 매일 밤 30분 정도는 좋아하는 것을 하면서 나만의 시간을 보내려고 하고 있습니다. 예를 들면 좋아하는 음악을 듣거나 책을 읽고, 사랑하는 가족과 이야기를 하거나 남편과 서로 마사지를 해주거나 포옹을 하는 등 어떤 것이라도 좋습니다.

몸이 차다고 느껴질 때는 끓인 차와 같이 따뜻한 물을 마시면 좋습니다. 컴퓨터나 텔레비전, 스마트폰의 빛은 깊은 수면을 방해하기 때문에 자기 전에는 되도록 만지지 않도록 주의를 기울여 주세요. 그렇지만 때로는 텔레비전을 보거나 업무 때문에 컴퓨터 앞에 계속 앉아 있어야 하는 경우도 있습니다. 그럴 때에는 스스로를 탓하지 말고 '오늘은 바빴으니까 내일은 편히 쉬자'라고 기분을 전환해 보세요.

잠 잘 시간이 가까워지면 조금씩 조명을 어둡게 하고 스르르 잠들 수 있도록 준비를 합니다. 추운 계절에 손발이 차가워 잠들 수 없는 분들은 탕파를 이불 속에 넣어 보세요. 밤을 편안하게 보내는 자신만의 방법을 여러 가지로 궁리해 실천해 보면 숙면을 취할 수 있게 될 거예요.

자궁, 난소가 건강해지는 '아로마 테라피'

우리 몸의 감각은 시각, 청각, 후각, 촉각, 미각으로 흔히 오감이라고 부릅니다. 환경의 변화나 좋지 않은 습관, 건강의 변화에 의해 감각들이 퇴화하거나 기능이 줄어들기도 하는데, 거의 퇴화하지 않을 것이라고 이야기하는 것이 바로 '후각'입니다.

아주 먼 옛날에는 '상한 것을 먹는 것=죽음'이라고 여겼기 때문에 본능적으로 후각이 발휘되었을지도 모릅니다. 후각으로 냄새를 감지하면 후신경으로 연결되어 뇌에 작용하여 몸의 여러 안 좋은 증상을 완화시켜 줍니다. 이러한 구조를 이용하는 것이 아로마 테라피입니다. 식물에서 정제한 오일을 사용하여 후각에 작용하여 몸의 증상을 개선합니다. 또한 마사지와 같은 촉각으로 몸의 피로를 풀어 주거나 에센셜 오일 성분이 경피(피부)에 흡수되어 긴장감 해소에도 좋습니다.

다음 페이지에 월경 주기에 따른 자궁이나 난소를 건강하게 만드는 데 효과가 있는 에센셜 오일을 소개합니다. 기초체온표(65쪽)와 균형을 맞추면서 다음에 소개하는 아로마 테라피를 실천하면 효과적입니다. 에센셜 오일의 향은 자궁이나 난소의 사령탑인 뇌의 시상하부에 작용하여 호르몬이 정상적으로 분비될 수 있도록 도와줍니다.

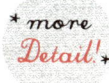

월경 주기에 맞춘 아로마 케어 방법

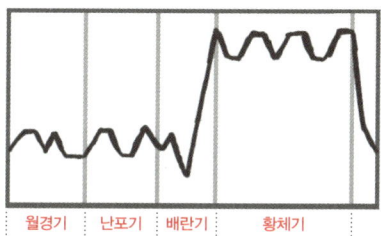

월경기 　 난포기 　 배란기 　 황체기

월경기

- 월경혈을 배출하는 이 시기는 기분을 안정시켜 주는 라벤더나 로즈와 같은 에센셜 오일을 추천합니다.
- 아로마 케어 : 캐리어 오일(식물성 오일) 10ml에 에센셜 오일 1~2 방울을 넣어 잘 섞은 후, 쇄골에서 배꼽, 천골 주위를 천천히 마사지하며 따뜻하게 해줍니다.

난포기

- 몸 상태가 안정되며 활동적인 이 시기는 수축 작용이 있는 사이프러스나 자몽(그레이프 프루트)과 같은 에센셜 오일을 추천합니다.
- 아로마 케어 : 캐리어 오일 10ml에 에센셜 오일 1~2 방울을 넣어 잘 섞은 후, 종아리부터 무릎 뒤쪽을 지나 허벅지 아래까지 마사지합니다.

배란기

- 호르몬 밸런스를 안정시키는 효과가 있는 로즈우드나 제라늄에서 추출한 에센셜 오일을 추천합니다.
- 아로마 케어 : 족욕 바스켓(족욕용 통)에 약 43도 정도의 따뜻한 물을 발목이 잠길 높이만큼 받은 후 천연 소금 한 스푼과 에센셜 오일 한 방울을 넣고 잘 섞습니다. 양 발을 넣고 약 10~15분간 족욕을 한 후 물이 차가워지면 따뜻한 물을 더해 줍니다.

황체기

- 월경이 시작하기 전에 심리적으로 불안정하기 쉬운 시기로 치유 효과가 있는 라벤더나 클라리세이지와 같은 에센셜 오일을 추천합니다.
- 아로마 케어 : 약 39도 정도의 따뜻한 물을 받은 욕조에 천연 소금 한 숟가락과 에센셜 오일 1~3 방울을 넣고 잘 섞어서 입욕을 합니다. 평소보다 조금 긴 시간 동안 욕조에서 휴식을 취합니다.

※ 임신 중이나 고혈압 등의 질환, 알레르기, 민감성 피부 등 에센셜 오일 사용에 주의가 필요한 경우에는 의사에게 먼저 상담 받은 후 실천해 주세요.

※ 에센셜 오일 원액은 가급적이면 피부에 직접 바르지 마세요. 감귤 계열(시트러스, Citrus)의 에센셜 오일을 사용한 후 햇볕을 쐬면 기미가 생길 수도 있으니 주의해 주세요.

'컬러 테라피'로
차크라를 안정시킨다

차크라*란 육체에 있는 기(생명 에너지)의 출입구로 몸속 기를 순환시키는 역할을 하는 장소입니다.

차크라는 회음에서 정수리까지 인간의 몸의 중심선상에 7곳이 있으며 각각에 공명하는 '색', '소리', '향기'가 존재합니다. 이것은 컬러 테라피(Color Therapy, 색을 통한 치료), 뮤직 테라피(Music Therapy, 음악을 통한 치료), 아로마 테라피(Aroma Therapy, 아로마 요법을 통한 치료)라고 부르는 것과도 깊은 연관이 있으며 색이나 소리, 향기가 가지는 파동에 따라서 몸과 마음을 치유할 수 있습니다.

여기서는 차크라와 색의 관계에 관해서 살펴보도록 하겠습니다. 137쪽에 우리 몸의 차크라의 위치와 그에 대응하는 색과 의미를 적어 보았습니다. 138쪽에는 7개의 모든 차크라를 안정시키는 방법을 소개하였으므로, 우선 강화하고 싶은 차크라의 색을 의식적으로 생활에 도입하거나 몸에 착용하는 것부터 시작해 보는 것도 괜찮습니다. 기분이 좋아지는지 자신의 감각을 소중히 해가면서 실천해 보세요.

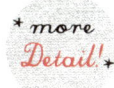

차크라의 위치와 의미, 대응하는 색

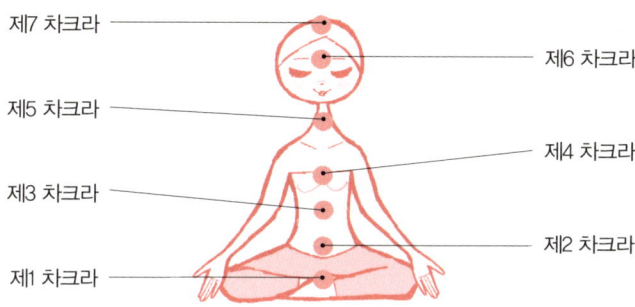

차크라 명칭과 위치	대응색	의미
제1 차크라(회음)	빨간색	그라운딩**, 생명력, 토대, 안정, 안심
제2 차크라 (단전)	주황색	감정, 자기 자신, 자립심, 자신, 행동력, 창조력, 결단
제3 차크라(명치)	노란색	광채, 밝음, 건강, 의지, 의욕, 에너지 활성
제4 차크라(흉부)	초록색	사랑, 비애, 배려, 이해, 관계성
제5 차크라(목)	하늘색	자기 표현, 커뮤니케이션, 마음 전하기
제6 차크라(미간)	남색	직감, 육감, 정적, 본질, 편안함, 깨달음, 상상, 기도
제7 차크라(정수리)	보라색	정신적, 정신성, 자아실현, 혼, 육체와 정신의 균형, 대자연

* **차크라(Chacra)** : 산스크리트어로 차크라는 바퀴를 의미합니다. 차크라는 정신적인 힘과 육체적인 기능이 상호작용을 하는 중심점으로 인체에 약 8만 8천 개의 차크라가 있으며, 그중 7개가 척추를 따라 위치한다고 합니다. 차크라는 몸에 존재하는 에너지 바퀴로 이해하면 쉬우며, 이 차크라에 맞는 7가지 색깔을 통해 육체의 질병을 극복하는 데 도움을 준다고 하는 것이 컬러 테라피입니다.

** **그라운딩** : 대지와 연결되어 지구의 에너지를 충분히 받아 흔들리지 않는 상태를 그라운딩이라고 하며 땅에 발이 닿아 있는 상태 혹은 발을 딛고 있는 상태를 말합니다.

'차크라 명상'으로
몸 전체를 활성화한다

앞에서 언급한 제1 차크라에서 제7 차크라까지 모두 떠올리면서 에너지 흐름을 조절하는 이미지 명상입니다. 명상을 하면 마음이 편안해지고 몸속이 따뜻해집니다. 기분이 매우 좋아지기 때문에 시간적인 여유가 있을 때 편안한 복장으로 꼭 체험해 보세요.

★

7개의 차크라를 안정시키는 명상

1 책상다리를 하고 앉아 눈을 감고 부정적인 생각을 뱉어내듯 코로 숨을 내쉽니다. 숨을 전부 내쉰 다음 투명하게 빛나는 아름다운 공기를 상상하면서 다시 코로 들이마십니다.

2 **1**을 반복하며 체내에서 부정적인 생각이 모두 빠져나갔다고 느껴지면 자연스러운 호흡으로 바꾸어 각각의 차크라에 주의를 기울입니다. 먼저 제1 차크라로 빨간 꽃, 빨간 공을 떠올리며 회음을 빨간색 에너지로 가득

채우는 듯한 이미지를 떠올립니다.

3 동일하게 제2 차크라는 주황색 꽃이나 귤 등 주황색 에너지를, 제3 차크라는 성스럽게 빛나는 노란색 에너지를, 제4 차크라는 대자연과 관엽식물의 초록색 에너지를, 제5 차크라는 새파란 하늘과 하늘색 에너지를, 제6 차크라는 우주 공간과 남색 에너지를, 제7 차크라는 라벤더가 어우러져 피어 있는 듯한 보라색 에너지 등 이렇게 각각의 차크라를 느끼고 채워 가면서 아래 그림과 같이 에너지가 순환하는 이미지를 연상합니다.

4 몸의 중심에 위치한 하나의 축을 느끼면서 제1 차크라는 대지와 제7 차크라는 우주와 이어져 있는 이미지를 떠올리며 에너지 순환을 음미합니다.

5 제1 차크라의 대지 에너지를 내려놓는 듯이 코로 숨을 내쉬면서 천천히 눈을 감습니다. 에너지가 충전된 감각을 천천히 음미해 봅시다.

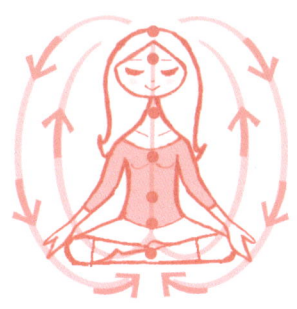

일상 생활에서
'오감력'을 높인다!

자연과 함께 공생했던 시대의 사람들은 오감을 많이 사용하며 살았습니다. 자연의 변화를 피부로, 눈으로, 귀로, 냄새로 감지하여 농작물 수확 시기를 예상하거나 자연의 맹렬한 공격으로부터 신체를 보호해 왔습니다.

도구의 발달로 편리한 시대가 되면서 오감을 사용하는 일이 줄어든 요즘, 자신의 감각을 되돌리기 위해서는 적극적으로 오감을 일깨울 필요가 있습니다. 오감은 몸과 마음과도 연결되어 있습니다. 오감력이 향상되면 자궁과의 관계성도 더욱더 깊어집니다. 이어서 오감을 되돌리는 방법을 몇 가지 예로 들어보았습니다. 가능한 것부터 실천해 보세요.

★

시각

항상 걷는 길에 핀 꽃이나 식물을 차분히 관찰해 보세요. 도시 길가에 쇠뜨기나 산딸기를 발견하는 등 뜻밖의 자연을 발견할지도 모릅니다. 자신을 위해 꽃을 구입하거나 화분을 곁에 두는 것도 좋겠네요.

★

청각

텔레비전이나 라디오를 끄고 무음 상태를 체험해 봅시다. 시간적인 여유
가 있을 때에는 오케스트라와 같은 연주를 들으러 가는 것도 마음을 촉촉
하게 합니다. 비가 오는 날은 빗소리에 귀를 기울여 보세요.

★

후각

아로마 테라피나 꽃이나 초목의 향기를 느껴보세요. 또한 미각과도 연결
되는 일입니다만 눈가리개를 하고 식사를 하는 것도 추천합니다. 식자재
나 요리 냄새에 민감해지면서 '먹는' 행위에 대한 의식이 깊어집니다.

★

미각

식자재의 그대로의 맛을 느끼면서 먹어 봅시다. 생으로 먹거나, 찌거나, 삶
거나 굽는 등 같은 식자재도 조리 방법을 바꾸어 맛의 변화를 느껴 보세요.

★

촉각

스킨을 바를 때 손바닥으로 얼굴을 감싸고 자신의 피부를 느껴 보세요.
여러 가지 것들을 만지면서 따뜻함, 차가움, 부드러움, 딱딱함과 같은 감
각을 의식해 보세요. 기분 좋은 소재의 옷을 입거나 포옹을 하는 것도 중
요합니다.

음력으로
'달의 리듬'을 느낀다

월경과 달이 차고 이지러지는 것이 연관되어 있다는 것은 2장에서도 이야기했습니다만 매일 달을 바라보면서 달과 신체 리듬을 느껴 보세요.
개인차는 있습니다만 몸과 달이 조화를 이룰 때, 예를 들어, 초승달(그믐달)에 배란이 일어나고 보름달에 월경을 한다고 합니다. 그대로일 필요는 없습니다만 달이 가장 차오르는 보름달은 몸도 가득 채워져 있는 때이고, 달의 시작인 초승달은 몸도 앞으로 시작하는 때라고 몸과 연결시키면서 매일 생활해 봅시다.
음력 수첩을 사용해보는 것도 좋은 방법입니다. 음력은 말 그대로 달의 움직임을 기준으로 하는 달력이기에 달이 차고 이지러지는 주기가 바탕이 되는 달력입니다. 기본적으로 초승달이 달이 시작이기 때문에 음력을 사용하면 달의 리듬을 자연스럽게 몸으로 느낄 수 있게 됩니다.

또한 음력에는 1~12월까지 달을 두고 자연이나 생활 습관에 밀착해 아름다운 표현들이 많습니다. 예를 들어 일본어에서 1월은 많은 사람들이 신

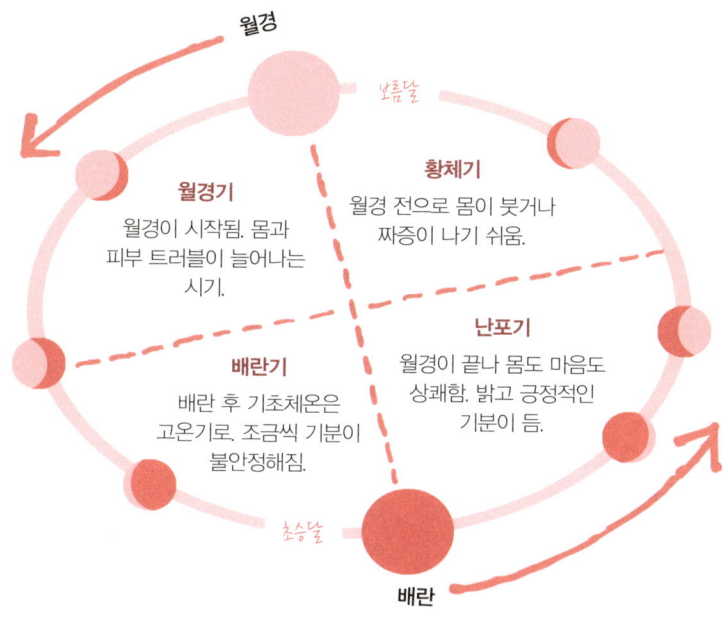

분과 관계없이 사이 좋게 모여, 보내는 달이라는 의미에서 '무츠키(睦月)'. 2월은 삼한사온으로 추위가 다시 찾아와 벗었던 두꺼운 옷을 다시 입는 달이라는 의미에서 '키사라기(如月)'. 3월은 초목이 우거지는 모습을 '이야(弥)'('드디어'라는 뜻)라고 불리우는 것에서 '야요이(弥生)'라고 부르기도 합니다. 음력을 느끼면 보다 자연과 연결된 몸과 마음으로 지낼 수 있게 됩니다.

'감정 정화'로
자궁을 디톡스한다

앞서 여러 차례 언급했듯 자궁은 감정 장기입니다. 부정적인 생각을 쌓다 그것이 한계치에 다다르면 '더욱 자신을 위로하자'라는 메시지를 전하기 위해 병에 걸리는 경우도 있습니다. 따라서 부정적인 감정이 끓어오를 때에는 스스로 정화를 해봅시다. 그러면 자신을 안정시키는 것과도 직결됩니다.

그렇게 하기 위한 한 방편으로 '우는 것'도 추천합니다. 이유가 없이 울지 못하는 사람은 슬픈 영화나 연극을 보면서 슬픔, 감동의 눈물을 흘려보세요. '소리를 내는 것'도 감정을 정화시켜 줍니다. 혼자 노래방에서 마음껏 소리 내어 싫은 일들을 모두 뱉어 낸다는 마음으로 노래를 불러보세요.

또한 여성은 '이야기하는 것'도 감정이 정화됩니다. 친한 친구와 솔직하게 수다를 떨거나 '그냥 들어 줄래?'라고 미리 부탁을 하고 이야기하는 것도 좋은 방법입니다. 이러한 친구가 없는 분은 카운셀러나 테라피스트에게 상담을 받는 것도 좋겠죠.

'그림'을 그리면서 감정을 표현하는 사람도 있습니다. 잘 그리는 것과 상관 없이 좋아하는 색으로 좋아하는 것을 그리고 싶은 대로 그립니다. 그림 그리기가 서툰 분들은 색칠만 해도 상관없습니다. 137쪽에서 소개한 차크라 색을 사용하여 힐링하는 것도 좋겠죠.

'일기'를 써서 감정을 적어보는 것도 효과적입니다. 그때 기분은 어떠했는지, 왜 그런 기분이었는지가 보이게 됩니다. 적은 것을 남기고 싶지 않을 때에는 한 장의 종이에 자신의 기분을 적은 다음 조각조각 찢어 버립시다. 감정 정화를 의식하면서 생활하면 본래의 자신의 기분으로 되돌릴 수 있기 때문에 몸도 마음도 따뜻해집니다.

임신이 되었어요!

난임 치료를 받아도 좀처럼 아기가 생기지 않아 절반 정도 포기하고 있었습니다. 자궁이 감정 장기라는 것을 알고 지금까지 쌓아 왔던 감정을 떠올리며 적어 가기 시작했습니다. 그러자 어릴 적에 어머니가 입버릇처럼 말하던 '네가 없었으면 일을 하지 않아도 됐을 텐데'라는 말을 떠올리게 되었습니다. 외로웠던 자신이 생각나 마음껏 울었습니다. 또한 마음속 깊은 곳에서 경제적인 이유로 벽을 쌓아 왔던 것도 깨닫게 되었습니다. 그 이후 '스스로를 사랑하자'라고 마음을 먹으니 임신이 되었습니다! (30세. 주부)

'서점에서 발견한 책'으로
마음을 편안히 한다

당신은 책을 좋아하나요? 저는 책을 매우 좋아해서 매일 손에서 책을 놓지 않습니다. 그중에는 한 번 보고 마는 책들도 있지만 읽을 때마다 다른 메시지를 깨닫게 해주는 책도 있습니다. 그러한 책과의 만남은 인생을 풍부하게 만들어 줍니다. 요즘 시대에 책은 인터넷에서 몇 번의 클릭으로 살 수 있게 되었지만 정말 훌륭한 책은 서점에서 만날 수 있다고 생각합니다. 표지의 아름다움, 손으로 집었을 때의 질감, 저자의 생각 등은 실제로 보고 만져 보지 않으면 모르기 때문입니다. 제 경험에 비추어 보면 서점에서 만나 '이거야!'라고 생각한 책은 계속 간직하고 싶은 애장서가 될 확률이 높고 때로는 인생관을 바꾸는 한 구절을 만나게 되는 일도 있습니다.

꼭 서점으로 발걸음을 옮겨 멋진 책을 만나 보세요. 책으로 마음을 편안하게 하는 것은 따뜻한 삶의 방식으로도 연결됩니다.

'영화'를 보고
기분을 공유한다

저는 영화를 감상하는 것을 매우 좋아합니다. 휴먼 드라마, 판타지, SF 등 어떤 장르의 영화라도 마음을 두근거리게 하고 따뜻하게 하는 요소가 숨겨져 있습니다.

혼자서 느긋하게 영화를 보는 것도 좋지만 친구나 남자친구, 남편과 함께 이야기하면서 보고 싶은 영화 DVD를 선택하고 집에서 영화를 감상해 보세요. 영화를 보고 어떻게 느꼈는지 기분을 공유하면 상대방의 친절이나 배려를 발견할 수 있기 때문에 마음이 따뜻해집니다. 또한 마음에 드는 영화의 시사회에 발걸음을 옮겨 보는 것도 좋겠죠. 그 장소에 모인 사람들의 온기나 특별한 인연을 느끼며 일에서는 얻을 수 없었던 두근거림과 떨림을 느낄 수 있습니다.

영화를 통해서 마음이 푸근해지는 체험을 하면 자궁은 기쁨에 넘쳐 흐릅니다.

'웃음의 힘'으로
마음을 풍부하게 만든다

웃음이 건강에 좋다는 것은 과학적으로도 증명되었죠. 저는 한동안 '웃음 요가'에 매료되어 큰 소리로 웃으면서 건강을 되찾았습니다. 웃으면 산소를 대량으로 흡입하게 되며 면역력도 높아집니다. 또한 마음도 건강해져 몸도 따뜻해집니다.

일상생활 속에서 스쳐 가는 사람들을 둘러보면 웃고 있는 사람이 정말로 많지 않다는 것을 알 수 있습니다. 활짝 웃지 않아도 항상 의식해서 입꼬리를 올리고 있는 것만으로도 괜찮습니다. 웃기만 해도 만나는 사람이 변하고 인간관계도 풍부해져 가겠죠. 꼭 웃음 가득한 매일을 보내 보세요.

아침마다 입꼬리 올리기 연습을 해보세요. 아침에 세면대에서 얼굴을 씻고 난 후 거울을 보며 '나는 귀엽다, 나는 예쁘다'라고 말하면서 입꼬리를 올려 보세요. 의식해서 실천하다 보면 웃는 얼굴을 만들 수 있습니다.

좋아하는 사람과
'포옹한다'

마음을 따뜻하게 하기 위해서 사람들과 스킨십을 하는 것도 대단히 대단히(2번 이야기하겠습니다.) 중요합니다. 몇 십분 동안 이야기하는 것보다 30초간 만지거나 포옹을 하는 편이 더 큰 울림을 주기도 합니다. 그 이유는 '피부는 제2의 뇌'라고 불릴 정도로 감지하는 힘이 크기 때문입니다. 체온의 전달을 통해 안도감이나 힘을 얻을 수 있는 것은 피부가 가진 힘이겠죠.

따라서 좋아하는 친구나 가족과 꼭 포옹을 해보세요. 포옹하는 습관이 없는 사람들은 처음에 부끄러울 수도 있습니다. 하지만 실제로 포옹을 해보면 상대방의 체온이나 따뜻한 마음이 느껴져 다정한 마음이 될 것입니다.

스킨십은 커뮤니케이션의 토대입니다. 부끄러워하지 말고 먼저 손을 잡는 것부터 시작해도 괜찮으니 여러 사람과 포옹하고 에너지를 교환해 보세요. 포옹을 습관으로 하면 사랑이 넘쳐 흐르게 됩니다. 자궁도 사랑이 넘쳐 따뜻해져 가겠죠.

'벌거벗은 자신'을
차분히 보고 천천히 느낀다

벌거벗은 자신을 천천히 관찰해 보세요. 손, 다리, 가슴, 엉덩이, 회음과 같은 성기 주위의 특별한 장소를 차분히 보고 자기 자신을 천천히 천천히 느껴 보세요. 시간이 없는 분은 목욕을 하면서 몸을 씻을 때 바디타월을 사용하지 말고 손으로 몸을 만지면서 자신을 사랑하는 마음으로 몸을 닦거나 욕조 안에서 몸 구석구석을 만져 보세요. 자신의 특별한 장소도 만져 보세요.

스스로를 만지면서 자기 자신이라는 감각을 손에 넣을 수 있게 됩니다. 다른 누구도 아닌, 가장 소중한 자신을 위해서 스스로를 사랑하는 것입니다. 머리로는 알고 있지만 자신을 긍정하지 못하는 그러한 사람일수록 스스로가 자신을 사랑하는 감각을 몸으로 기억해 가는 것을 추천합니다. 자신에 대한 감각이 예민해지면 스킨십에 대한 감각도 변해 갑니다. 받아들이는 감각이 변하면 자궁도 그 따뜻한 마음을 느껴서 더욱 따뜻해져 갑니다.

*How difficult a thing it is,
to love, and to be wise, and both at once.*

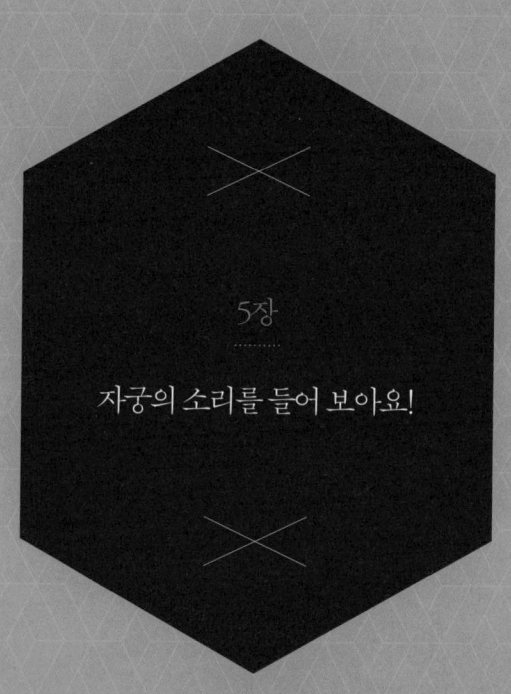

5장

자궁의 소리를 들어 보아요!

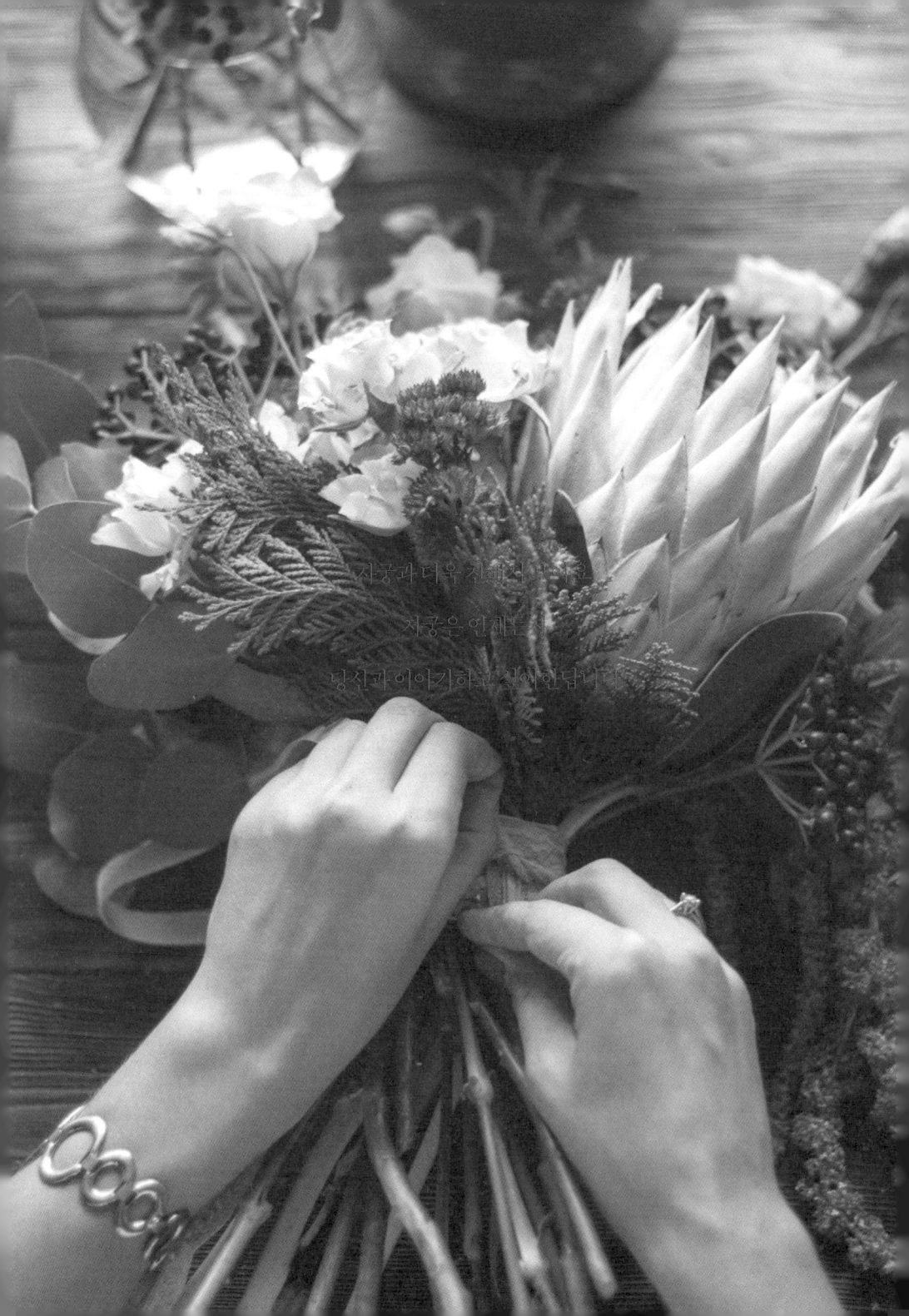

자궁은
이야기를 건네고 있다

자궁을 소중하게 대한다는 것은 자기 자신을 소중히 한다는 것과 같다고 이야기해 왔습니다만 자궁의 소리를 들어 본 적은 있나요?

'소리'라고 해도 실제로 자궁이 소리를 내서 이야기를 한다는 것은 아닙니다. 육감을 활용해서 자궁의 현재 기분을 상상하는 것입니다. 자궁은 자기 자신이기 때문에 생각지도 않았던 것이 떠오른다면 그것은 자신의 본심이기도 합니다. 상상하는 힘과 느끼는 힘을 믿고 자궁과 대화를 해 갑시다.

자궁과의 대화가 막막하다면 모두가 느낄 수 있는 자궁의 소리가 있습니다. 그것은 월경을 통해서 느끼고 있는 몸과 마음의 변화입니다. 예를 들면, 월경 전 감정 기복이나 배 당김, 허리가 노곤해지는 증상 등 이것들 모두가 몸의 신호이며 자궁으로부터의 소리라고 느껴 보세요.

월경이 힘들 때에는 '구체적으로 어떤 점 때문에 힘든지', '언제 힘들어지는지', '어떤 기분인지'를 자궁과 이야기하면서 몸의 통증과 개운치 않은 마음을 구체적으로 적어 보세요.

'월경과의 대화장'으로 한 권의 노트를 준비하고 거기에 적어가도 좋고 스케줄 수첩이나 일기에 적어도 상관없습니다. 65쪽에 소개한 기초체온표의 메모 란에 기입해도 좋겠네요.

평소보다 힘들 때에는 지나치게 무리하고 있는 것인지도 모릅니다. 말하고 싶은 것을 참아서 스트레스를 쌓아 두고 있거나 수면을 충분히 취할 수 없는 상황일지도 모릅니다. 당신의 마음에 걸리는 몇 가지를 알려 주기 위해 월경을 통해서 자궁이 SOS 신호를 보내고 있는 것입니다.

반대로 월경이 평소보다 쾌적하거나 월경혈을 보는 것이 사랑스럽게 느껴질 때는 기분 좋게 지냈기 때문일지도 모릅니다. 그러한 때에 자궁은 그 '기분 좋음'을 통해서 '매우 기뻐', '고마워', '그 상태 그대로 좋아'라고 알려 주고 있는 것입니다.

다음 페이지에 대표적인 자궁의 소리를 예로 들어보았습니다. 자궁의 소리를 듣는 습관을 들이면 의식이 자신의 몸과 마음으로 향하기 시작하고 지금보다 더 자신(자궁)을 소중히 하고 싶어질 것입니다.

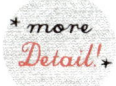

월경을 통해 알 수 있는 자궁의 소리

심리 변화

초조하다. 걸핏하면 화가 난다. 아무것
도 하기 싫다. 포기하고 싶다. 눈물이
많아진다. 무기력하다. 걱정이 늘어난
다. 기분이 고조된다. 침울하다. 성욕이
강해진다. 귀찮다. 여자인 것이 싫어진
다. 여자라는 것이 기쁘다. 외출이 꺼
려진다. 자신과 다른 의견을 가진 사람
에게 불끈 화가 치민다. 고독하다. 혼
자 있고 싶다. 주위 사람에게 폭언을
하고 싶다.

복부의 통증

콕콕 쑤신다. 욱신욱신 아프다. 훨
씬 무거운 느낌이 든다. 살살 아
프다.

허리 통증

뻐근한 느낌이 든다. 월경 2일째가
가장 아프다. 아침이 되면 아프다.
저녁부터 아프다.

월경혈 상태

67쪽 참고해 주세요.

기타 신체 증상

머리가 무거운 느낌이 든다. 어깨 결림이 심해진다.
손발이 차가워서 고통스럽다. 어지럼증이 있다. 식욕
이 없어진다. 식욕이 늘어난다. 변비가 생긴다. 설사
를 일으킨다. 부종이 있다. 목이 마르다. 가슴이 붓는
다. 가슴이 아프다. 피부가 거칠어진다(여드름 등). 쉽
게 피곤해진다. 몸이 나른하다. 자도 자도 졸리다. 알
레르기 증상이 심해진다.

몸이 들려주는
자궁의 소리

월경만이 아니라 냉의 소리도 소중합니다. 냉은 자궁이나 질에서 나온 분비물로 질을 여러 세균으로부터 지켜 주는 중요한 존재입니다. 냉은 보통 흰색이나 크림색을 띠고 있으나, 여성 호르몬 분비에 따라서 색이나 점도 등이 달라집니다. 투명하고 끈적이는 냉은 배란기에 나타나며 정자가 자궁 경관을 지나기 쉽게 만들고, 난자와의 수정을 촉진시키기 위한 것입니다. 또한 황체기(월경 전 시기)가 되면 호르몬의 영향으로 달걀 흰자와 같은 질척한 냉이 나오는 사람도 있습니다. 냉이 거의 분비되지 않는 사람도 있는 등 개인차가 있습니다.

평소와 다르다고 느낄 때에는 산부인과에서 진찰을 받아 보세요. 매일 냉을 관찰해 보면 그 변화에 민감해지고 지금 자신의 몸이 어떤 상태인지 알 수 있습니다.

★

소변이나 대변도 몸의 소리

월경이나 냉의 변화를 감지하면서 소변이나 대변과 같은 배설물에도 주의를 기울여 보세요. 자궁과 가까운 장소에 있는 방광이나 장의 상태가 좋아지면 자궁도 자연히 혈액 순환이 좋아지고 건강해집니다. 따라서 화장실에 가서 배설을 마친 후에는 물을 내리기 전에 자신의 배설물을 잘 봐주세요. 변의 색상이나 묽기 등을 확인하거나 소변 색상이나 소변 후 기분 등에 관심을 두는 것은 건강에 관한 의식을 높여줍니다.

몸의 소리를 듣는 것을 내 몸을 아는 또 하나의 척도라고 생각하고 관찰해 갑시다.

자궁과
대화를 해봐요

자궁의 소리를 감지할 수 있게 된다면 바로 자궁과 대화하는 연습을 해봅시다. 여기서는 상상력을 발휘해야 하지만, 좀처럼 생각이 떠오르지 않는다고 해서 초조해할 필요는 없습니다. '왠지 모르게'라는 감정이 매우 소중하며 '아무것도 느끼지 못했다'라는 것도 또한 소중합니다.

우선 집중해 봅시다. '자궁에 생각을 집중하는 것'과 '여기에 자궁이 있다'라는 것을 느껴봅시다. 자궁을 질병 등으로 적출하신 분들도 자궁 에너지는 남아 있습니다. 그 에너지를 느껴 보세요. 분명히 자궁의 생각이 들려올 것입니다.

★

자궁의 존재를 느끼는 동작

1 편안한 자세로 옷을 입은 채 눕습니다. 누운 상태에서 치골에서 배꼽 부근에 양손을 가져다 댑니다.

2 천천히 복식 호흡을 합니다. '들이마시는 시간'보다 '내쉬는 시간'이 길어지도록 합니다. 모두 코로 숨을 들이마시고 내쉽니다.

3 호흡이 안정되면 '나는 내 안에 있는 소중한 자궁을 느끼고 사랑합니다'라고 다정한 목소리로 말해 보세요. 소리를 내어 말하는 편이 자신의 몸을 더욱 깊이 자각할 수 있습니다.

4 치골 너머에 있는 자궁을 떠올립니다. 달걀 정도의 크기인 자궁을 상상하면서 손바닥과 배의 온기가 하나가 되고 자궁과 손바닥도 일체화되어 가는 것을 느껴 보세요. 그곳에 있는 자궁을 손바닥으로 소중히 감싸는 듯한 감각이 충분히 느껴지면 이 동작을 종료합니다.

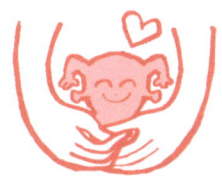

*

오감을 사용한 자궁과 대화 스케치

1 새하얀 종이와 색연필, 크레파스 등을 준비하고 종이에 자신이 느끼는 자궁의 자화상을 그려 보세요. 어떤 모양으로 어떤 색을 띠고 있나요? 상상이기 때문에 무지개 색이어도 흰색이어도 빨간색이어도 파란색이어도 상관없습니다. 모양도 자유롭게 상상해 보세요.

2 색, 모양이라는 '시각'적인 이미지가 정해지면 다음에 자궁의 따뜻함과 부드러움과 같은 '감각'을 느껴 보세요. 차갑다면 어떤 느낌의 차가움인가요? 아니면 사람 피부 정도의 온기인가요? 화상을 입을 정도로 뜨거운가요? 부드러움은 귓불 정도인가요? 고무공과 같은가요? 울퉁불퉁하고 단단한가요? 자유롭게 상상해 보세요.

3 다음은 자궁의 냄새인 '후각'을 느껴 보세요. 1, 2에서 상상한 자궁을 손 안에 두고 코를 가까이해서 킁킁 냄새를 맡아 보세요. 냄새가 없나요? 과일 향? 월경 중이라면 피 냄새일지도 모르겠네요.

4 다음은 '미각'입니다. 자궁이 맛있는 디저트라면 어떤 맛이 날까요? 달고 짜고, 시고, 쓰고, 과즙이 많고, 맵고, 부드러운 빵과 같은 아무런 맛

도 나지 않을지, 또 상상을 부풀려서 그것을 먹으면 어떤 '기분'일지도 느껴 보세요.

5 다음은 '청각'입니다. 자궁은 자신을 어떤 이름이라고 말하고 있나요? 당신 자신의 이름일지도 모르고 캐서린, 케이코와 같은 사람 이름, 또는 동글동글이, 말랑말랑이일지도 모릅니다. 자신 속에 있는 다른 인격을 상상해 보는 것을 즐겨 보세요.

마지막으로 지금까지 대화해 온 자궁의 기분이 어떤지 살펴 보세요. 당신은 피곤해도 자궁은 긍정적으로 '무엇이든 할 수 있어요!'라고 우길지도 모릅니다. 그 반대로 당신은 열심히 하고 있으나 자궁은 '이제 쉬고 싶어'라고 말하고 있을지도 모릅니다. 자신의 본질적인 감각이 자궁에 가득 차 있습니다.

*여기서 소개한 동작은 체감 퍼실리테이터를 양성하고 있는 '자궁 지원 기업 싱글벙글♡엄마' 대표 세노오 마사코씨(http://lovebirthjapan.jimdo.com)의 활동을 참고로 하였습니다.

'감사'의 마음을 받아들이는
몸과 마음

우리들의 몸은 60조 개의 세포가 사이 좋게 지내면서 살고 있습니다. 그 세포들은 오늘도 건강하게 태어나거나 죽어가면서 우리 몸을 계속 움직이게 해줍니다. 그중에서도 가장 열심히 일하고 있는 것이 내장 세포입니다. 우리가 스스로 내장에 '일해!'라고 명령해도 움직일 수는 없습니다. 심장에 '멈춰!'라고 명령해도 멈추는 일은 없습니다. 즉, 내장 세포는 숨이 다할 때까지 자신의 역할을 다하고 있습니다. 자궁도 그러한 내장 중 하나입니다. 그러므로 열심히 움직이고 있는 몸에게 '고마워'라고 매일 전해 봅시다. 몸이 생각을 받아들이면 이번에는 몸(참된 자신)도 '감사'의 마음을 받아들이게 됩니다. 몸과 마음은 연결되어 있습니다.

몸과 마음, 어느 쪽이어도 상관없으므로 자신의 존재를 무엇보다도 감사히 여기는 것이 중요합니다. 자신과 마주하고 자신을 소중히 여길 수 있게 되면 자신의 내면도 온전히 감싸 안을 수 있게 됩니다. 한편, 너무 바쁜 나머지 육체적으로 부담을 떠안거나 불안해 하거나 또는 걱정만 하고 있으면 몸 상태를 크게 해치게 됩니다. 그것은 본래 열심히 일해 주고 있는 세포에게 더욱 큰 부담이 되기 때문이죠. 세포들에게 사랑을 전하기 위해서라도 '고마워'라고 말합시다. 믿기 어렵겠지만 습관화하면 몸 상태가 안정되기도 합니다. '감사'의 마음으로 자신의 몸에 약해진 부분이나 피곤한 부분에 살포시 손을 가져다 대보는 것도 자신을 치유하는 '방법' 중 하나가 됩니다. 의료 현장에서는 생각할 수 없는 일이지만 이것이야말로 자연 치유력이라고 생각합니다.

다만, '자연 치유력만으로 낫는다'라는 치우친 생각으로 굳어져 의학적 치료를 하지 않으면 불균형을 만들어 내기 때문에 필요할 때에는 치료를 받아서 자신의 몸을 지켜갑시다.

질병은
몸으로부터의 메시지

최근 들어 부인과 질환 발생이 증가하고 있는데, 이는 모두 몸, 특히 자궁이 보내는 메시지입니다. 트러블을 일으켜서 '병이 될 정도로 참고 있으니 조심해야' 한다는 경고를 전달하고 있다고 볼 수 있습니다.

자궁은 언제든 '나는 여기에 있어, 더욱 자신을 소중히 해야 해'라고 말하고 있습니다. 그리고 '자신을 소중히 생각하지 않다니 난 필요 없는 거구나. 알아차릴 때까지 신호를 보내자'라고 여겨 질병에 걸리는 경우도 있지 않을까요. 부인과 질환에 걸린다는 것은 자기 자신(자궁)과 마주하고 다시 한번 여성의 몸으로 태어난 자신과 마주할 기회를 주는 것이라고 생각합니다.

그러므로 만약 병이 났을 때에는 필요한 의학적 치료를 받고 '이 병을 통해서 몸은 무언가를 알려 주려고 하고 있구나'라고 자궁과 마주해 보세요.

좀처럼 뜻대로 되지 않는 몸 상태에 화가 나서 '어째서!'라고 자신을 책망하는 일이 있을지도 모릅니다. 저 같은 경우 과도하게 열심히 일하면 서 있을 수 없을 정도로 몸져눕는 경우가 간혹 있습니다. 분명 이 이상 열심히 하면 위험한 상황이 될 수도 있기 때문에 단념시키기 위해 위험 신호를 보내 주는 '몸의 브레이크'라고 느낍시다. 그러한 때에는 성실하게 몸의 소리를 듣고 조금씩 휴식을 취하면서 자신을 위로해 가면 몸 상태가 호전되어 갑니다. 그때마다 정말로 자신의 몸과 마음을 연결되어 있다는 생각이 듭니다.

이렇게 해서 몸의 신호를 받아 자신과 정성껏 마주해가면 다양한 일들로부터 힌트를 받는 듯한 감각도 싹트기 시작합니다. 예를 들자면 1000 조각 퍼즐에 열중하고 있을 때에 '이거야!'라고 딱 맞는 퍼즐 조각을 발견하는 것과 같습니다.

질병을 알려 주는 몸으로부터의 메시지를 받으면 지나치지 말고 지금 자신에게 일어나고 있는 일들의 의미를 느껴보세요. 그러다 보면 자신의 존재 의식과 지금까지 자신을 키워 준 부모님과 가족, 많은 사람들에게 감사하는 마음으로 가득 넘쳐나게 됩니다. 이것 또한 질병이 알려 준 몸으로부터의 소중한 메시지라고 생각합니다.

그리고 병에 걸려서 자신과 마주하게 되고 '자신을 더욱 소중하게 여기자', '자신답게 살아가자'라는 것들을 깨닫게 되면 회복이 빨라지는 것처럼 여기게 됩니다. 있는 그대로의 자신으로 돌아가고자 하는 힘이 안정되기 때문입니다. 왜냐하면 긴장이나 불안감으로 교감 신경이 우위가 되어 수축하고 단단해져 있던 몸은 깨달음을 얻어 마음이 천천히 이완되면서 부교감 신경이 우위가 되고 혈액 순환이 좋아지기 때문입니다. 더욱 자신을 되돌아보고, 일어난 일들을 어떻게 인식해가는지에 따라, 치우친 사고 방식에서 벗어날 수 있는 방향으로 갈 수 있을지 않을까요.

질병은 언뜻 보기에는 마이너스로 생각될 수도 있습니다만 무조건 그렇다고는 할 수 없습니다. 질병으로 인생이 크게 바뀌고 일상이 주는 행복을 알게 되고, 진정한 행복을 손에 넣는 분들도 많이 있습니다. 물질적인 가치만이 아닌, 값을 매길 수 없는 귀중한 삶의 의미를 깨닫는 것과도 같습니다.

질병이나 신체 트러블이 발생했을 때에는 몸으로부터의 메시지라고 생각하고 마주해 간다면 본래의 안정된 몸과 마음으로 건강이 회복될 것입니다.

이 책을 통해 자궁을 사랑해야 한다고 반복하여 말씀 드렸습니다만 제가 가장 말씀 드리고 싶은 것은 바로 '자신을 사랑해야 한다'는 것입니다. 조산사 겸 테라피스트라는 직업 특성상 저는 지금까지 많은 여성 분들과 만나왔습니다. 그 여성 분들을 보고 생각한 것은 '자신을 사랑하는 일'은 안중에 두지 않았다는 것입니다. 많은 여성들이 '자신보다 주위 사람들을 사랑해야 한다'와 같은 생각 때문에 자신은 2순위, 3순위로 여기는 생활방식, 사고방식을 가지고 있습니다. 이렇게 이야기하면 '자기 중심적으로 생활하면서 주위에 폐를 끼치는 것은 좋지 않잖아요'라고 생각하는 분들도 있을지 모릅니다. 그러나 제가 이야기하고 싶은 것은 '자신을 사랑하는 것'은 '자기 중심'적인 사고방식이 아니라 스스로를 인정하고 사랑하는 것을 허락한다는 것입니다.

아내로서, 엄마로서, 애인으로서 이러한 자신의 역할을 강요받는 듯한 인상을 받을지도 모릅니다. 하지만 역할이란 인생의 일부이며 줄기와 잎과 같은 부수적인 부분입니다. 그것을 지탱하는 것은 '자신'이라는 주요 부분이며 뿌리에 해당됩니다.

자신을 사랑한다는 것은 이 뿌리에 영양을 주는 것입니다. 자신의 삶의 토대인 '자기 긍정'과 '자존감'이라는 부분입니다. 잎과 줄기는 자신의 역할과 함께 변화합니다만 뿌리인 '자신을 사랑하는 마음'이 확실하게 대지에 뿌리내리고 있다면 흔들리지 않는 생활 방식으로 살 수 있습니다.

그러한 토대가 되는 부분이 바로 자궁입니다. 많은 자아와 고정관념, 자신을 책망하는 마음을 내려놓고, 있는 그대로 자신을 사랑함으로써 정말로 필요한 메시지를 느끼며 살아갈 수 있습니다.

제가 이러한 메시지를 적기 시작한 것도 자신을 사랑하지 않고 죽고 싶다라고 몇 번이나 생각한 적이 있기 때문입니다. 그때에도 많은 사람들이 저를 지탱해 주었고 사랑해 주었습니다. 다만 정말로 힘들 때에는 그 도움마저도 싫어지고 괴로워서 어쩔 줄을 몰랐던 적도 있었습니다.

그러한 때에 저는 제 자신과 마주하면서 조금씩 기운을 되찾을 수 있었습니다. 그리고 엄마로서 딸들을 출산하면서 더더욱 자신을 사랑하는 것을 소중히 해가자 라고 생각했습니다. 아이가 없는 분들도 남편이나 소중한 가족, 그리고 당신이 마음에 두고 있는 사람이 자신의 존재 자체를 얼마나 기쁘게 생각하고 있는지를 느껴 보세요.

만약에 그러한 사람이 아무도 없다고 생각될 때에는 자신을 더더욱 사랑해주세요. 매일 새롭게 태어난다고 믿고 천천히 실천하셔도 좋습니다. 자신의 몸과 마음의 소리에 귀를 기울여 당신의 인생이 더욱 풍부해지고 웃음 넘치는 인생이 될 수 있기를 저도 기원하겠습니다.

이 책을 집필하기까지 많은 분들의 도움을 받았습니다. 이케가와 클리닉 원장이신 산부인과 전문의 이케가와 아키라 선생님은 저에게 있어서 동경과 존경의 대상이며 중요한 태내 기억에 관해서 가르쳐 주셨습니다. 선생님께서 안 계셨다면 저는 이렇게까지 아이를 사랑스럽게 여기지 못했을 지도 모릅니다. 그리고 이 책을 감수해 주신 점에 깊이 깊이 감사 드립니다.

또한 이도키쇼 클리닉 원장이신 산부인과의 이케다 하야미 선생님께서는 제가 방향성을 잡지 못하고 있을 때 멋진 조언을 해주셨습니다. 든든한 오라버니를 만날 수 있었던 점에 다시 한번 감사 드리고 싶습니다.

그리고 '자궁 지원 기업 싱글벙글♡엄마' 대표 세노오 마사코씨와 만나지 않았더라면 이 책을 집필할 수 없었을지도 모릅니다. 자궁과 마주하는 방법, 여성성과 마주하는 방법에 관해서 많은 조언을 해주신 점에 감사 드립니다.

행복한 성생활 전도사 켄모츠 나오씨께도 많은 메시지를 통해서 깨달음을 얻었습니다. 감사 드립니다. 그 외에도 사랑하는 친구들 덕분에 지금 이렇게 저는 메시지를 적을 수 있었던 거겠죠.

카와데 출판사의 이지마 쿄고씨, 출판 프로듀서인 우메키 리카씨도 언제나 격려해 주시고 저의 생각을 정성을 다해 형상화해 주셨습니다. 정말로 감사 드립니다.

그리고 언제나 저를 지탱해 준 남편과 딸들, 가족에게도 사랑을 담아 앞으로도 테라피스트로서, 조산사로서 한 사람의 여성으로서, 여성에게 더욱 다가가 모든 분들이 '태어나서 다행이야'라고 스스로에게 말할 수 있는 사회를 만들어 가고 싶습니다. 웃음꽃이 활짝 피고 행복의 열매가 맺어질 수 있을 것입니다.

야마가타 테루에

의사라는 직업적, 사회적 틀의 한계를 벗어나는 것이 쉽지 않은데 '따뜻한 자궁' 책을 감수하면서 여성의 관점에서 자궁을 바라 볼 수 있었습니다. 저자는 의사라면 쉽게 떠오르지 않을 발상으로 이야기를 풀어 나가면서 의학적 지식을 부담스럽지 않게 섞어 넣었습니다.

현대 의학은 근거 중심입니다. 논문을 통해 입증된 사실만 믿는 경향이 있습니다. 하지만 한계가 존재하고 모든 것을 확인할 수는 없습니다. 밝혀지지 않는 부분도 많고, 직관적으로만 이해가 가능한 영역도 존재합니다. 의학적 오류가 있는 부분만 의견을 제시했습니다. 저자가 책 속에서 하는 말 중에는 감성적으로 동의할 수는 있지만 객관적인 사실 확인이 어려운 부분이 있는데, 여성과 자궁을 이해하는 데 도움이 될 수 있을 것입니다.

자궁은 심리에 민감한 기관입니다. 스트레스나 심한 운동 등은 여성 호르몬의 균형을 무너트려 생리 불순을 유발하기도 합니다. 마음을 다스리고 편안하게 하는 것이 자궁 건강에 도움이 될 것입니다. 현대의 의사들은 잘 이야기하지 않지만, 예전부터 어른들이 여자는 자궁을 따뜻하게 해야 한다고 이야기해 왔습니다. '따뜻한 자궁' 책이 여성들의 자궁 건강에 일 조하기를 바랍니다.

황종하

따끈따끈 나의 자궁

1판 1쇄 발행 2016년 5월 26일

저　　자 | 야마가타 테루에
역　　자 | 육연주
발 행 인 | 김길수
발 행 처 | 영진닷컴
주　　소 | (우)08591 서울특별시 금천구 가산디지털1로 24
　　　　　대륭 13차 10층
등　　록 | 2007. 4. 27. 제16-4189

ⓒ 2016. (주)영진닷컴
ISBN | 978-89-314-5317-1

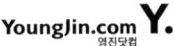

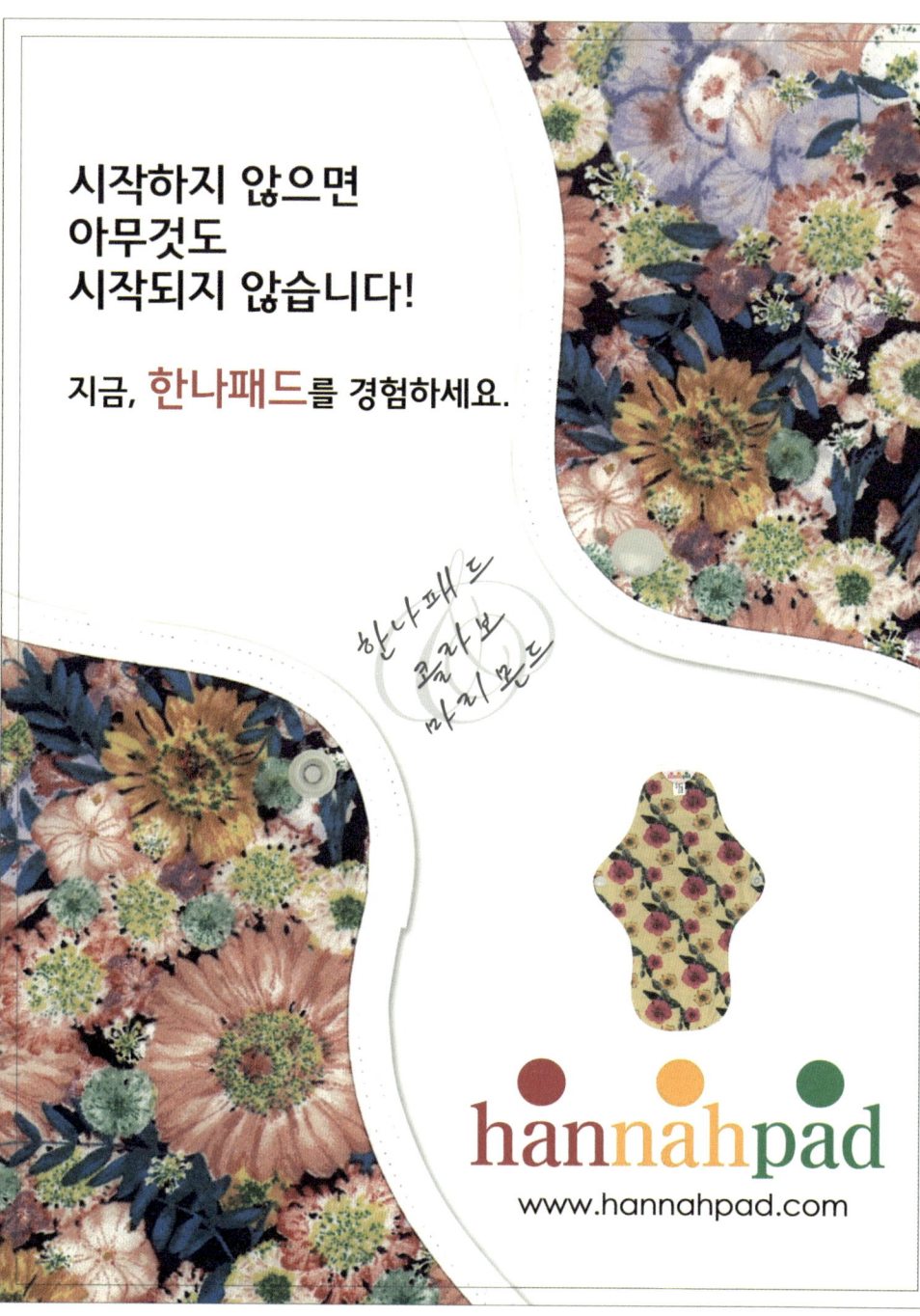

소중한 여성의 자궁을 보존합니다!

동원산부인과 자궁근종 하이푸센터

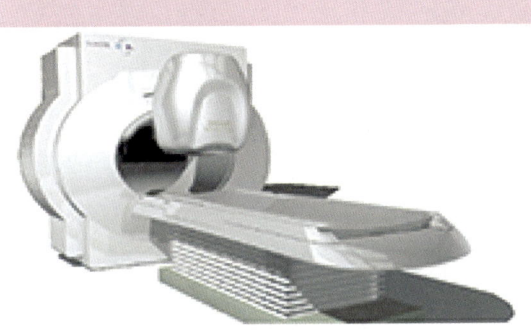

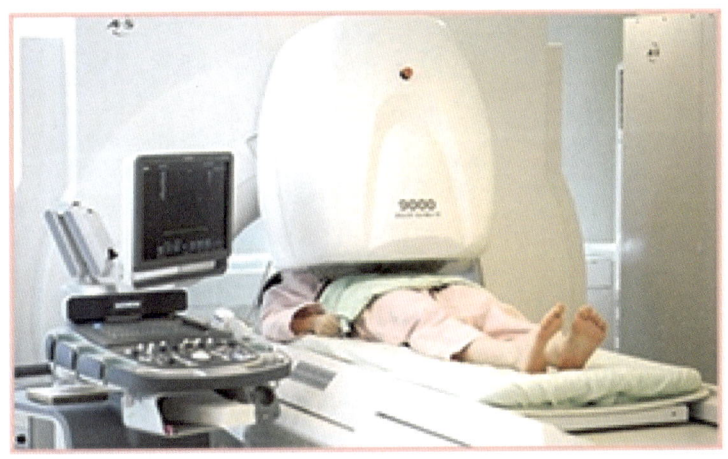

하이푸(HIFU)
High Intensity Focused Ultrasound Therapy System
고강도 초음파로 정상조직을 손상시키지 않고 자궁근종,
자궁선근증을 제거하는 무통, 무혈 최신 종양치료 하이푸(HIFU) 시술

DONGWON WOMEN'S HOSPITAL
동원산부인과

고양시 일산동구 일산로 439
T. 031) 921-1515(내선 210)